主　编◎黄　滢
副主编◎周晓娟　邹炳文　余　敏　李蕊岑
参　编◎李文丽

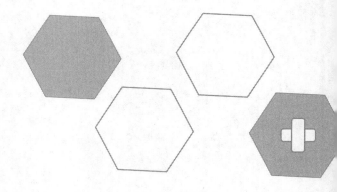

农村基层医疗资源配置、患者诊疗与制度创新研究

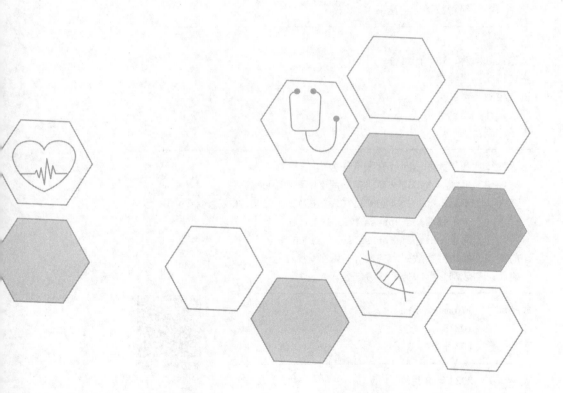

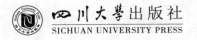
四川大学出版社
SICHUAN UNIVERSITY PRESS

图书在版编目（CIP）数据

农村基层医疗资源配置、患者诊疗与制度创新研究 /
黄滢主编. — 成都：四川大学出版社，2023.8
（经管数学应用丛书）
ISBN 978-7-5690-6314-1

Ⅰ. ①农… Ⅱ. ①黄… Ⅲ. ①农村－医疗保健制度－
研究－中国 Ⅳ. ① R197.1

中国国家版本馆 CIP 数据核字（2023）第 154178 号

书　　名：农村基层医疗资源配置、患者诊疗与制度创新研究
Nongcun Jiceng Yiliao Ziyuan Peizhi Huanzhe Zhenliao yu Zhidu Chuangxin Yanjiu
主　　编：黄　滢
丛 书 名：经管数学应用丛书

丛书策划：蒋　玙
选题策划：蒋　玙　周维彬
责任编辑：周维彬
责任校对：吴连英
装帧设计：墨创文化
责任印制：王　炜

出版发行：四川大学出版社有限责任公司
　　　　　地址：成都市一环路南一段 24 号（610065）
　　　　　电话：（028）85408311（发行部）、85400276（总编室）
　　　　　电子邮箱：scupress@vip.163.com
　　　　　网址：https://press.scu.edu.cn
印前制作：四川胜翔数码印务设计有限公司
印刷装订：成都金阳印务有限责任公司

成品尺寸：170 mm×240 mm
印　　张：10.75
字　　数：203 千字

版　　次：2023 年 8 月 第 1 版
印　　次：2023 年 8 月 第 1 次印刷
定　　价：58.00 元

扫码获取数字资源

四川大学出版社
微信公众号

● 主编

黄滢，女，经济学博士，四川农业大学管理学院讲师、硕士生导师，出版《中国医疗卫生改革的思考》《基于资源配置视角的基层医疗体制改革研究》等著作，主持四川省社会科学"十三五"规划项目、成都市哲学社会科学规划项目等多项课题项目。

● 副主编

　　周晓娟，女，肿瘤学硕士研究生，四川大学华西医院肿瘤中心主治医师。主要从事胸部恶性肿瘤的放疗、化疗、靶向治疗、免疫治疗等。以第一作者、通讯作者在*Nature Medicine*等高水平学术杂志上发表论文10余篇。主持或参加四川省科技厅科技支撑项目等多项课题项目。

　　邹炳文，男，研究生导师，主任医师，四川大学华西医院肿瘤放射治疗科副主任。主要从事胸部肿瘤的综合治疗及重离子/质子放疗研究；以第一作者、通讯作者发表SCI收录论文40余篇。作为项目负责人承担国家自然基金青年项目等多项课题项目，参编专著4部。

　　余敏，女，肿瘤学博士研究生，四川大学华西医院胸部肿瘤科主治医师。主要从事肺癌、食管癌、胸腺瘤等胸部肿瘤的化疗、靶向、免疫等内科治疗，以及癌痛等姑息治疗和基础研究工作。参编专著2部，以第一作者或共同第一作者发表SCI收录论文13篇，Medline收录论文2篇。

　　李蕊岑，女，博士研究生，四川大学华西医院健康管理中心主管技师。主要从事健康管理、专病医联体医疗资源配置研究。参研四川省科技厅科技创新人才项目、国家自然科学基金委员会面上项目等多项课题项目。

● 参编

　　李文丽，女，华中科技大学公共卫生学院硕士研究生。

前　言

马克思主义经典著作论述认为，经济体制是一个经济集体为了配置资源和对其成员分配利益所必须具有的、组织协调内部各种经济要素和全部经济活动的一整套制度安排。经济体制即是配置资源的制度安排，经济体制供给的内容就是资源配置。医疗资源包括卫生费用、医师、医疗技术等，都是经济资源，因此，配置医疗资源的农村基层医疗体制也是一种经济体制，而经济体制应当遵循经济规律。本书创造性地阐述了医疗资源配置应遵循的经济规律，借此判断分级医疗体制特别是农村基层医疗体制是否合理配置以及如何合理配置医疗资源的问题。

本书运用马克思主义经济规律理论及唯物史观，梳理对医疗资源配置的规律性认识，发现三个客观规律的存在：疾病发生的金字塔分布、医疗需求的金字塔结构、医疗资源配置的金字塔布局，构成了医疗资源配置的金字塔结构原理，这是医疗资源配置应遵循的经济规律，其阐释了基层医疗资源配置应处于分级医疗主体地位的必然性。然而，配置医疗资源的农村基层医疗体制作为一种社会存在，会受到政治、法律、文化等社会意识的影响，可能遵循亦可能背离经济规律。当农村基层医疗体制背离规律，对医疗资源产生错配时，就需要对这一医疗体制进行改革。因此，我国农村基层医疗体制改革的根本方向是遵循金字塔结构原理，赋予其医疗资源占比和空间密度的主体地位；市场机制或行政手段皆可成为配置手段，目标是实现医疗资源配置与农村居民疾病发生和医疗需求相适应。

黄滢建构全书并撰写前言和第1、5章，余敏撰写第3章、第6章及第4章部分文字，周晓娟撰写前言、第2章和第9章，李蕊岑撰写第7、8章，李文丽撰写第4章部分文字，邹炳文撰写第4章部分文字及附录。同时，四川农业大学管理学院蓝红星、傅新红、穆钰、王雨林、宋嘉豪、伍桂清、李芬妮等老师对本书的写作做出了贡献，提供了宝贵的修订意见。郑思媛、廖雯茜、赵欣然、成欣宇、佟瑞同学参与了本书的文献收集和整理工作。

本书出版得到四川省社会科学"十三五"规划项目（SC20B065）、四川省科技厅软科学项目（2023JDR0259）、雅安市 2022 年度高层次人才科研项目《数字化及远程诊疗促进雅安基层医疗服务质效提升的制度层和业务层研究》、成都市哲学社会科学规划项目（2021CZ125）、四川省自然科学基金项目（2023NSFSC1050）、四川循环经济研究中心 2022 年度项目（XHJJ－2203）的资助。

　　由于作者水平和条件所限，书中谬误在所难免，恳请专家和同仁批评指正。

编　者

2023 年 1 月

目 录

1　概论

1.1　研究背景

　　农村基层医疗体制，作为分级医疗体制的第一级，是基层医疗体系的重要组成部分，其核心是如何实现医疗资源在广大农村区域的合理配置，以及用何种载体来承载，从而实现在农村基层高效、可及、公平地进行医疗服务递送的目标。以村卫生室和乡镇卫生院为代表的农村基层医疗机构，是向广大农民群众提供基层医疗卫生服务的主要场所，是农村三级医疗卫生服务网的"网底"，对保障我国 5.09 亿农村居民的健康具有不可替代的作用。对于拥有数量庞大的农业人口的中国而言，研究基层医疗体制建设的主要目的之一是优化农村基层医疗体制，其具有重大且紧迫的理论和现实意义。

　　我国基层医疗体制的建设始于 20 世纪 50 年代，现已经基本上建立了一个总体覆盖全体国民的医疗服务供给体系，但仍存在一个大的问题，即城乡基层医疗资源配置不合理的问题。具体而言，我国的医疗资源分布极不均衡，城乡差距大，东西部差异明显。2018 年我国农村常住人口为 56401 万人，占全国总人口的 40％以上。但全国的医疗资源大部分都集中在城市，城市中又有大部分的资源集中在大医院，因此农村区域可享受到的医疗资源十分贫乏。目前，62.2 万个村卫生室和 3.6 万个乡镇卫生院作为农村三级医疗卫生服务网最基层的医疗机构，是向广大农民群众提供医疗服务的主要场所，承担着常见病多发病的一般诊治和转诊服务、疾病预防、妇幼保健、健康教育、慢性病康复等综合性医疗服务功能，其医疗服务供给对农村医疗服务产出发挥着巨大的作用。但目前农村基层医疗机构缺医少药，大量医疗资源集中在次级医疗机构；优质医疗资源主要集聚在城市等现象，使得大量常见多发疾病的农村患者不能在农村基层医疗机构得到很好的诊治，这些患者反而涌向二、三级医疗机构求诊，导致农村居民看病难、看病贵等问题。农村基层医疗机构存在在农村医疗服务供给中的作用不足、功能缺失错位、服务效率低下等问题。那么，农村基层医疗体制合理性的判断依据是什么？如何通过制度改革与创新优化农村基层医疗资源配置，从而提升农村医疗服务递送的效率和可及性？这些问题亟待深入研究。

2009 年 3 月《中共中央　国务院关于深化医疗卫生体制改革的意见》（以下简称《意见》）正式颁布，拉开了中国新一轮医疗体制改革（以下简称"新医改"）的序幕。《意见》明确提出"保基本、强基层、建机制"的顶层设计，推进农村基层医疗卫生体系建设，健全"以县级医院为龙头、乡镇卫生院和村卫生室为基础的农村医疗卫生服务网络"。《意见》还明确提出基本医疗卫生服务面向全民的理念，积极推进建立以公益性为旨归的农村基层医疗卫生制度。2015 年，《国务院办公厅关于推进分级诊疗制度建设的指导意见》（国办发〔2015〕70 号），首次明确提出了"以强基层为重点完善分级诊疗服务体系"。2019 年，国务院办公厅推出的《深化医药卫生体制改革 2019 年重点工作任务》指出，深化医药卫生体制改革工作要坚持以人民健康为中心，紧紧围绕把以治病为中心转变为以人民健康为中心，落实预防为主，加强疾病预防和健康促进，紧紧围绕解决看病难、看病贵问题，坚定不移推动医改落地见效、惠及人民群众。2020 年颁布的《中共中央　国务院关于深化医疗保障制度改革的意见》致力于深入贯彻党的十九大关于全面建立中国特色医疗保障制度的决策部署，着力解决医疗保障发展不平衡、不充分的问题。党的十八届五中全会明确将"着重推动医疗卫生工作重心下移、医疗卫生资源下沉"作为全党的工作重点，强调保障农村居民和城镇居民获得均等化的基本医疗服务，对我国农村基层医疗服务供给建设提出紧迫要求。这些文件和会议表明我国农村基层医疗体制作为国家医疗体制改革的关键点日益受到重视。因此，探索农村基层医疗体制合理性判断的理论依据，找到医疗体制改革、解决农村医疗资源配置不合理问题的现实路径迫在眉睫。

我国是世界上的人口大国，农村基层医疗服务是否有效供给于 5.09 亿农村居民，是否真正实现高效、公平和可及，不仅直接影响国民整体健康，而且关系着中华民族的繁荣昌盛、全面建成小康社会和富强民主文明和谐美丽的现代化国家。而我国广大农村区域的基层医疗体制建设目前饱受诟病、矛盾众多、问题重重，导致农村基层医疗机构医疗服务供给效率低下，妨碍了农村医疗服务的可及性和公平性。农村基层医疗体制供给的不合理现状，对医疗体制改革和创新提出了紧迫需求。因此，本书以农村基层医疗体制及其医疗服务供给优化作为研究对象，探寻影响农村基层医疗体制构建的理论依据和改革路径，从而实现基层医疗服务在广大农村区域的高效、公平、可及，这也是我国保障国民经济可持续发展、缩小城乡差距、实现社会公平公正的必然要求。

1.2　概念界定

1.2.1　基层医疗服务的概念和内涵

对于基层医疗服务的概念界定，首先要弄清楚医疗服务与公共卫生服务是各不相同的内容。一些文献粗略地将卫生体制和医疗体制互相替代，事实上，"卫生体制" 与 "医疗体制" 有很大区别。前者包含很多并非治病但与维护人民健康水平密切相关的服务，包括公共卫生；而后者仅仅包括各种医疗服务。本书讨论的是农村基层医疗体制，但不涉公共卫生服务的内容，尽管研究公共卫生体制的建设也具有重大意义。

其次，关于基层医疗服务的概念来源。"基层医疗服务" 概念来源于英文"Primary Care"，与次级医疗服务（Secondary Care）相对应。Primary 在《韦氏大词典》中的英文释义是 "happening or coming first"，即 "时间或顺序上最初发生的" 的基本含义。因此，将 Primary Care 中的 "Priamry" 译作 "初级"，既符合其英文本义，又符合《阿拉木图宣言》对其的界定——"是卫生保健持续进程的起始一级"。后来也有一些学者将 "Primary Care" 译作 "初级医疗服务" 或 "基础医疗服务"，但所指代的内涵基本相同。

世界卫生组织在《阿拉木图宣言》中对初级卫生保健下的定义，强调初级卫生保健是个人、家庭和社区同国家卫生系统接触的第一个环节，因此应促使卫生保健尽可能接近人民居住及工作的场所，它是连续性卫生保健服务的第一步。国内的潘小炎（2013）、孙宁霞和赵凯（2010）等学者认为基层医疗服务应主要供给全科医疗内容，因为随着人们生活水平提高、寿命延长、人口老龄化程度加快，居民疾病谱和医疗需求发生显著变化，应通过生物医学、行为科学及社会科学的整合，进行生命、健康与疾病全方位负责式管理，为个人、家庭和社区提供优质、方便、经济有效的、一体化的基层医疗保健服务。

从国内外学者对基层医疗服务的定义看，他们都强调基层医疗的 "医疗持续进程起始一级""第一响应" 的含义以及其 "普遍可及" 的目标，即基层医疗服务是居民与医疗系统接触的第一环节。因此，基层医疗服务可定义为主要针对个人、家庭的基层医疗需求，深入社区为居民提供首诊服务，对常见病多发病等进行诊断、治疗，以及为慢性病和长期患病患者提供长期护理的医疗服务。基层医疗服务是居民同国家医疗体系接触的第一个环节，是持续性医疗进程中的第一级医疗服务。

1.2.2 基层医疗体制的概念和内涵

基层医疗体制是直接为全体居民供给日常医疗服务的体制，它在空间形式上深入农村、深入社区，针对农村和城镇居民的基层医疗服务需求，提供医疗服务并确定是否分诊、转诊，是"疾病发生时呼叫的第一站"。从我国的区域范围看，基层医疗体制包括城镇基层医疗体制和农村基层医疗体制。其中，农村基层医疗体制是我国基层医疗体制的重要组成部分。

根据前文对基层医疗服务的内涵阐释，本书将基层医疗体制定义为：针对基层医疗需求，提供首诊服务和治疗居民常见病多发病等，以及为慢性病和长期患病病人提供长期护理的医疗体制，它是分级医疗体制的第一级和持续性医疗进程第一环节。初级医疗体制是居民跟国家医疗体制接触的第一环节，提供首诊服务是其重要功能。因此，门诊服务是判断一家医疗机构是否提供基层医疗服务，是否完全或部分属于基层医疗体制的重要特征之一。

由于基层医疗体制处于医疗体制供给的整体中，基层医疗体制中的农村基层医疗体制和分级医疗机制是局部与整体的关系，农村基层医疗体制不仅涉及农村居民进入持续性医疗服务进程的第一环节问题，还涉及医疗体制的资源整合和分级，因此对农村基层医疗体制的研究离不开对医疗体制供给整体分布的研究，即对分级医疗体制及其资源配置结构的研究。研究农村基层医疗体制必须将其置于分级医疗体制的大背景下，研究农村基层医疗体制的首诊和转诊职能及其实现机制必须融合在分级医疗体制整体中，才能观察到农村基层医疗体制机制的运转状态和存在的问题。下面将对分级医疗体制的概念略作分析。

对于分级医疗体制的概念和内涵，目前学术界观点不一。杨坚等学者认为分级医疗体制是为了提高卫生服务体系的效率、节约成本，在政府主导之下，根据各医疗机构的功能定位和技术实力，按照疾病的轻、重、缓、急及其治疗的难易程度进行分级，不同类型的医疗机构承担不同类型疾病或疾病不同阶段的治疗，以基层首诊、双向转诊为核心来促进患者的有序就医。方鹏骞等学者则认为，分级医疗体制的本质是寻求医疗卫生服务体系中各元素如何合理地达到功能定位与实现，即构建一个提供连续性、协同性医疗卫生服务的体系，在医疗保健机制分级引导下，通过社区首诊、双向转诊等制度，合理分流患者，使患者在合理的医疗层级和医疗卫生机构中寻求医疗卫生服务需求，实现医疗资源效益最大化。他们认为分级医疗体制是一种医疗卫生资源配置格局的安排，其目的是为了实现资源配置的优化。

笔者认为，分级医疗体制是为了适应人群疾病发生和卫生需求结构的自然规律，卫生资源在医疗层级间的相应配置安排，是由疾病发生规律决定的。通过对相关文献研究分析，分级医疗体制的内涵至少应包括以下几点：①分级医疗体制是一种卫生资源配置布局，主要目的是实现卫生资源配置优化；②人群卫生需求的结构决定了卫生资源在医疗机构层级间的配置；③分级医疗体制的制度设计应当满足国家卫生服务的"公平"（equality）、"效率"（efficiency）和"可及性"（universalism）目的；④分级医疗体制的建立一般由政府主导或引导；⑤其具体内容是实现医疗服务层级化，通过不同级别的医疗机构合理分工，不同类型的医疗机构承担不同类型疾病或疾病不同阶段的治疗，通过"社区首诊制""逐级转诊制""双向转诊制"等制度，实现从全科到专业化的医疗卫生服务过程；⑥分级医疗体制包括"分"和"合"两方面，"分"即医疗卫生服务的合理分级，"合"即实现卫生服务的整合，包括体系整合和卫生资源整合。

本书将分级医疗体制定义为：由居民疾病发生和医疗需求结构的自然规律决定的，医疗资源在医疗层级间的相应配置安排，以不同级别、不同类型的医疗机构承担不同类型疾病或疾病不同阶段的治疗为具体内容，通过基层首诊、逐级转诊等制度安排，实现从全科到专业化的医疗服务过程，以实现医疗资源合理配置的医疗服务体制。

1.2.3　农村基层医疗体制的概念和主要组成机制

1.2.3.1　概念

农村基层医疗体制处于分级医疗体制的第一层级，是实现医疗资源在广大农村区域如何配置以及用何种组织载体来承载资源配置的制度安排。其主要针对农村居民的基层医疗服务需求，直接为农村居民供给日常医疗服务，是农村居民"疾病发生时呼叫的第一站"。

根据基层医疗体制的内涵，农村基层医疗体制可定义为：针对农村居民医疗需求，提供首诊服务和治疗农村居民常见病多发病等，以及为慢性病和长期患病病人提供长期护理的医疗体制，它是分级医疗体制的第一级和持续性医疗进程的第一环节。

农村基层医疗体制是直接为全体农村居民供给日常医疗服务的体制，针对农村居民医疗服务需求提供全科医疗服务并确定是否分诊、转诊。

农村基层医疗体制的"基层"不仅表达其为持续性医疗服务进程的第一环节，还涉及医疗体制的资源整合和分级。因此，研究农村基层医疗体制也须将其置于医疗体制供应的空间下，即分级医疗体制的大背景之中。

但需要注意医疗体制与公共卫生体制概念的区别，二者外延并不重合。本书研究的农村医疗体制仅指初级医疗服务供给体制，尽管我国目前的农村基层医疗服务机构在运行中可能超出职能范围履行了部分公共卫生服务职能。

1.2.3.2　主要组成机制

基层医疗体制是各项组成机制及各项机制间相互协作关系的总和。一般而言，包括基层诊疗服务体制、基层药物供应保障机制、基本医疗保障制度等，以及各机制之间的相互协作和影响关系。

农村基层医疗体制包括农村诊疗服务体制、农村药物供应保障机制、农村医疗保障体制等。具体内容如下：

（1）农村诊疗服务体制。

农村诊疗服务体制是农村基层医疗机构直接向农村居民提供日常诊疗服务的体制，是医疗服务供给体制的第一级，对应医疗持续进程的第一个诊疗环节。农村诊疗服务体制的主要要素包含功能定位、载体和组织形式、作用机制等。

（2）农村药物供应保障机制。

农村药物供应保障机制是通过各种制度、政策、调控手段如价格规制等保障药物在农村医疗层级供需平衡的制度。药品生产和供应主体管理、药品价格管理、质量标准设立和准入退出规程等都是农村基层药品供应保障机制的重要内容。

（3）农村医疗保障体制。

从广义上讲，农村基本医疗保障体制包括以下几个方面：农村医疗的筹资运行机制、公共财政预算、医疗保险基金和社会捐赠等，以确保医疗服务的提供能够获得稳定和持续的资金和资源支持；医保支付机制，以某种风险共担、预付和统筹的方式，使医疗服务对每个农村居民或其家庭都具有可负担性；基金监管机制和组织保障，不仅涉及社会再分配，还涉及医疗资源配置的效率和医保控费等问题。

1.2.4　农村基层医疗资源配置的目标体系

　　农村基层医疗体制改革的核心是如何实现医疗资源的"合理配置"。众所周知，如果资源配置发生效率损失，那么资源配置就会存在扭曲，福利经济学又指出，损害公平性也会发生效用的降低。同时，基层医疗体制的健康发展有利于提高国民整体健康水平、加速经济发展，更有甚者，构建普遍覆盖的基层医疗体制成为人类自身发展的要求，并逐步成为一种社会共识。因此，农村基层医疗体制更需要解决医疗服务提供的可及性问题。显然，农村基层医疗资源配置的目标体系有一个整体性标准，且主要从医疗资源配置的公平、效率和可及性来衡量基层医疗资源配置的合理程度。

　　根据世界卫生组织在《阿拉木图宣言》中提出的"人人享有初级卫生保健"，将"人人可及"作为实现人人健康的必要条件之一，以及世界银行的《世界发展报告》（1993 年），将健康效应最大化作为制定基础卫生服务包的标准，本书提出的基层卫生保健制度应包括以下几点：其一，要有广泛的覆盖面，使低收入群体也能得到卫生服务；其二，要选择成本低、效果好的服务；其三，根据各国的经济发展水平和人民收入水平，应该是政府能够承担、个人能够支付的医疗卫生服务。同时，这里还指出了农村或城镇的基层卫生保健制度都应实现医疗资源配置的三个目标：可及、公平和效率。基层卫生保健的内容包括公共卫生服务和基层医疗服务两个方面，作为基层卫生保健的两大主要内容之一，其制度设计对医疗资源的配置也应满足"可及""效率""公平"这三个目标。"可及""公平"和"效率"对农村基层医疗资源配置提出了一个系统性的标准，如果农村基层医疗体制对资源配置无法很好地实现可及、公平、效率，则该体制对资源配置产生了扭曲作用，即农村基层医疗体制需要改革。

　　可及，简言之，是指人人可及，具有广泛的覆盖面。世界卫生组织指出，全球性医疗卫生系统改革的根本目标在于实现"全民健康覆盖"，而其基本策略和关键路径就是实现人人可及的基层医疗卫生服务。因此，可及是农村基层医疗体制在医疗资源配置的目标体系中不可或缺的目标之一。可及包括物理意义上的可及意义和经济意义上的可负担两方面。物理意义上的可及性，主要是指全体农村居民都能够就近、方便并及时接受到优质的基层医疗服务，这可以通过卫生资源的均衡配置来实现。经济意义上的可负担性，是指根据各国经济发展和人民收入水平，农村基层医疗服务应是政府能够承担的、农村居民能够支付的。目前，世界各国主要通过基本全民覆盖的农村医疗保障体系来实现农村基层医疗服务的经济可及性，以公平的预付或共付制度等来分散农村参保者的医疗费用财务风险，从而减少农村患者对自付的依赖性，防止"因病致贫""因病返贫"等。

公平，即每一个农村居民都能够平等地享受基层医疗服务。这里的公平既单指农村居民获得基层医疗服务的机会公平，又包括农村居民获得基层医疗服务的机会均等以及享受基层医疗服务质量的公平，这取决于一国或地区的经济发展水平和财力水平。在经济发展水平和财力水平还不够高的情况下，可以先满足实现农村居民获得基层医疗服务的"机会均等化"，即无论贫富、居住区域、社会阶层、教育水平，其获得进入基层诊疗程序的机会公平。而在经济社会发展程度相对较高、国家财力充沛的条件下，农村的区域差距、人群贫富差距等开始缩小，可以将农村基层医疗服务提供的"机会公平"和"质量公平"都涵盖于公平目标的内涵之中。在我国现有经济发展水平和国家财力水平条件下，农村存在显著的地区发展水平差距，本书讨论的"公平"目标内涵在现阶段主要指"机会公平"，即无论收入水平、居住区域，都公平享有获得农村基层医疗服务的机会。在机会公平这个层面上，公平目标涵义和可及目标涵义是相互关联的，因此一些学者又把"公平"和"可及"统称为"公平可及性"目标。

效率，即在资源稀缺，尤其是经济发展水平不够高的条件下，一个国家的农村区域能够用于医疗领域的资源是有限的，客观上产生了如何在农村基层医疗领域以最优方式配置资源的问题，一般体现为，以更低的成本提供同等的基层医疗服务，或者在同等成本下提供更优质的基层医疗服务。在农村基层医疗服务领域，对效率的分析常从医疗服务成本和医疗服务产出两个方面来进行，包括卫生费用支出、居民健康水平、人均预期寿命、就诊排队时间等。Bruno指出，任何医疗体系的目标都应当包括医疗体系的经济可持续性和医疗服务的质量，即医疗费用的控制和医疗服务质量的提高，这是农村基层医疗体制效率的目标。

医疗资源的稀缺性问题决定医疗资源的配置必须注重效率。世界卫生组织提出基层医疗服务必须根据各国的经济发展和人民收入水平，应在政府能够承担医疗费用的服务范围，用意也在此。一国的农村基层医疗服务的提供必须以一国的经济增长为限定条件，不仅财政收入受经济增长的约束，而且农村居民可以承担的医保支出也受经济增长的影响，如果只追求农村基层医疗的公平、公益，不讲效率，则可能导致国家财政压力的不断增加和医疗保险对农村居民

的经济成本压力的增大，严重的话还会阻碍一国发展，尤其在我国拥有 5.09
亿农村常住人口，农村居民超过全国总人口的 36% 的国情下，而提高医疗资
源配置效率这一问题对于我国又尤为紧迫。根据世界银行和世界卫生组织与我
国财政部、国家卫计委①、人力资源和社会保障部于 2016 年 7 月 22 日发布的
报告指出，我国医疗卫生支出在国民生产总值中所占比例将从 2014 年的
5.6% 增至 9% 以上，即从 2014 年的 3.5 万亿元增加至 2035 年的 15.8 万亿元，
这种医疗系统高成本难题很可能上升为我国医疗改革的战略性问题。此外，还
要深刻认识到医疗行业的特殊性，即由于信息的不对称性等原因，医疗行业具
有供给诱导需求的特征。这是医疗卫生经济学的一个基础性观点。供给诱导需
求效应使得增加的供给引导出更多的医疗需求，从而导致医疗成本不断推高。
因此，农村基层医疗的资源配置不能只追求可及、公平，不讲效率，否则一旦
超过农村区域和国家经济增长的承载能力，将给国家财政、社会保险体系带来
巨大压力，甚至引起国家破产危机。

　　可及、公平、效率共同构成农村基层医疗资源配置的目标体系，但是各国
可以根据一国某一发展阶段的国情特点，将这个目标体系中的一个或几个目标
置于当前阶段更紧迫实现的地位。在第二次世界大战后，随着"战后繁荣"的
开始和第三次产业革命的到来，西欧国家的经济快速增长，财政收入大大增
加，因此医疗服务作为社会福利制度的一个重要内容，使得各国的医疗服务供
给出现井喷式增长，医疗支出快速增长。但随着"战后繁荣"的结束，经济增
长速度放缓，以德国为例，高涨的医疗卫生支出对国家财政的压力日益增大，
德国政府将控制成本、提高效率作为德国医疗制度的首要目标，对初级基层医
疗体制到二、三级医疗体制都进行了以控制成本、提高效率为核心的体制改
革，对农村和城镇基层医疗的主要提供者进行了大量的制度创新，使医疗服务
供给者、保险结构以及服务使用者的个体行为模式与德国卫生政策中的效率目
标协调一致。

1.3 研究内容

　　本书以我国农村基层医疗体制优化作为研究对象，探寻影响农村医疗服务

---

① 国家卫计委全称中华人民共和国国家卫生和计划生育委员会，2018 年 3 月组建国家卫生健康
委员会（简称卫健委），国家卫生委员会不再保留。

产出的决策变量及其作用机制，探讨如何合理化的构建农村基层医疗机制以有效承载医疗资源配置，最终向广大农村地区高效、公平地递送医疗服务，以缩小城乡差距、实现社会公平公正目标，保障国民经济可持续发展。本书拟从体制机制创新角度研究我国农村基层医疗机构服务供给的决策行为、影响因素和优化机制进行分析，按照"构建理论框架—探寻作用机理—提炼经验启示—透视现有制度—设计关键机制—提出对策建议"的框架展开全书的内容。研究主要从以下五个方面开展：

1. 探寻农村基层医疗服务合理供给的理论依据

运用马克思辩证唯物主义、管理学和社会学相关理论对疾病发生、医疗需求结构和医疗体制供给及其内在关系进行研究，找到医疗资源配置和医疗服务递送的规律，从而为农村基层医疗服务体制如何合理构建找到理论依据，为农村基层医疗机构当前的医疗服务供给是否合理提供判断标准，为农村基层医疗机构服务供给体制机制创新提供理论支撑。

2. 分析农村基层医疗体制医疗服务供给的影响因素及作用机理

对我国农村基层医疗服务供给进行抽样调查，考察不同样本中制度手段组合及医疗机构医疗服务供给效果的对比，通过定性分析和量化测度探寻影响医疗供给产出的影响因素及其作用机理。

3. 总结国内外农村基层医疗体制实践的经验与启示

分析总结国内外农村基层医疗机构医疗服务供给的实践经验。对国内不同区域、不同经济社会发展水平的农村基层医疗服务的发展、演进和现状进行对比分析；对不同国家农村基层医疗机构医疗服务供给机制的沿革及其功能定位、组织形式、作用机制和作用后果进行归纳研究和对比分析，借鉴各国实践中的共同经验和不同经验。

4. 挖掘我国现有农村基层医疗体制的问题、缺陷及其根源

一方面，通过抽样问卷调查、访谈等调研形式和数据分析，分析农村基层医疗服务供给的载体形式、空间分布和要素配置现状等，厘清现有农村基层医疗体制的特点，分析该体制的合理与不合理之处；另一方面，从制度变迁视角研究农村基层医疗体制的萌芽、发展和沿革，挖掘问题症结，以指导农村基层医疗机构医疗供给机制的改革和创新。

5. 提出我国农村基层医疗体制优化的根本方向和主要思路

从医疗资源配置规律性认识中获得关于农村基层医疗服务合理供给的理论依据，借鉴国内外农村基层医疗服务实践的经验与启示，结合我国农村基层医疗体制的特点和医疗服务实践现状，针对现存问题和制度障碍提出优化农村基层医疗机构服务供给的对策建议。同时，结合理论和实证研究开发农村基层医疗机构医疗服务供给绩效评价体系，包括医疗服务供给质量控制体系、供给质量评估体系、供给质量改进体系，实现农村基层医疗服务的持续改进和优化。

1.4　研究方法

1.4.1　文献研究法

本书以文献研究法为主要研究方法之一，收集和梳理我国农村基层医疗体制的发展、演进和国际上农村基层医疗体制实践的相关文献资料，通过大量文献资料来进行全面、系统的分析，着重对我国和发达国家农村基层医疗体制发展历史、构成机制、主要要素进行研究。同时对政治经济学相关理论和流行病学等自然科学理论方面的研究进行文献收集和分析。文献资料来源包括：①电子数据库，如中国知网、维普网等；②相关期刊网站；③学术专著；④相关国家法律法规和政策等。

1.4.2　比较研究法

本书通过对不同国家或地区农村基层医疗体制实践及其制度目标、载体和组织形式、作用机制和作用后果的对比研究，发现其体制机制设计、医疗资源配置和作用后果的差异性和一致性，从而提炼出对我国初级医疗体制改革的有益借鉴和启示。

1.4.3 归纳分析法

先对国内外相关研究文献进行综述，然后对相关国家和地区的农村基层医疗体制实践研究进行归纳分析。一是对搜集的相关国内外农村基层医疗服务递送实践的文献资料进行整理和分析，归纳和评述文献资料的相关研究。二是对发达国家农村基层医疗服务体制的文献研究进行总结，归纳发达国家农村基层医疗服务实践的共同点和一般性规律，总结其实践经验，为我国初级医疗体制改革和设计提供依据。

1.4.4 定性分析和定量分析相结合

本书在融合多种理论工具的定性研究基础上为农村基层医疗制度设计寻求理论逻辑，通过对收集到的抽样调研、案例资料数据进行量化分析，研究农村基层医疗服务产出的影响因素及其作用机理；同时，在理论研究确定制度设计的目标价值取向条件下，通过对调研数据的统计分析构建农村基层医疗机构服务递送质量测评量化指标体系，采用定性分析和定量分析相结合的研究方法为我国农村基层医疗体制建设提供有力依据。

2 国内外研究综述

2.1 农村基层医疗体制内涵的相关研究

2.1.1 基层医疗体制内涵的研究

20 世纪 50 年代，世界卫生组织（World Health Organization，WHO）开始倡导构建分工合理、层级分明的分级医疗体系，包括中国在内的多数国家开始建立三级医疗体制，基层医疗体制作为分级医疗体制的第一级开始初步发展。20 世纪 70 年代，世界卫生组织提出"人人都应享有初级卫生保健"的理念。因此，英、德等发达国家开始对基层医疗服务的内涵及其对整个医疗体制建设的重要性进行重新审视和深入研究。最早提出"基层卫生保健（Primary Health Care）"概念的是 1973 年当选为世界卫生组织总干事的丹麦医生马勒博士。马勒博士推动 WHO 和联合国儿童基金会（United Nations International Children's Emergency Fund，UNICEF）组成联合考察组，对包括中国在内的 9 个发展中国家的卫生投入和健康结果进行总结，撰写了《在发展中国家满足基本卫生服务需求的选择》的报告，首次提炼出"基层卫生保健"的理念和策略。此后，WHO 和 UNICEF 以此为基础于 1978 年发布了《阿拉木图宣言》，提出了到 2000 年"人人享有健康"的目标，并将基层卫生保健作为实现这一目标的基本策略和关键途径。WHO 对基层卫生保健的定义是最基本、人人能得到、体现社会平等权利、个人和政府都能负担得起的卫生保健服务，是个人、家庭和社区跟国家卫生系统接触的第一个环节，促使卫生保健尽可能接近人们居住及工作的场所，并构成连续性卫生保健服务的第一步。世界银行继承这一理念并于 1993 年在《世界发展报告：投资于健康》中提出"必要保健服务包"一揽子健康计划的概念，将医疗卫生服务分为必要公共卫生服务包、必要临床服务包和必要保健服务包之外的医疗临床服务等多个层次。至此，基层卫生保健的内容逐步分为两个方面：基层医疗服务和公共卫生服务。基层卫生保健体制相应地被划分为基层医疗体制和公共卫生体制两大基本内容。《2010年世界卫生报告》提出全球性医疗卫生系统改革的根本目标就是实现"全民健康覆盖"，而要实现该目标必须要以建立普遍可及的基层卫生保健体制为关键途径，该体制包括基层医疗体制和公共卫生体制。至此，基层医疗体制的现代内涵基本确立。

国内外学者对基层医疗服务的定义不一。梁鸿等（2010）认为基本医疗服务具有普遍性、公平性、必需性，并把基本医疗卫生服务的范畴限定在由基层医疗机构如社区卫生服务中心站所提供的疾病预防和初级诊疗服务。蔡立辉（2010）指出基层医疗机构是医疗服务的第一站，是医疗服务的"守门人"，公众患病后应首先在此处接受诊断和治疗，如果初级医疗卫生机构无法做出诊断和治疗，再通过转诊手续转往更高层次的医疗机构，因此基层医疗具有第一响应功能。周寿棋（2007）指出，基本卫生保健制度不仅仅是针对农村居民，而是面向城乡全体居民的初级卫生保健，具有广覆盖性和普惠性。邹晓旭（2014）研究了台湾地区的基层医疗体制中的家庭医师制度，指出台湾地区以家庭医师制度为主要内容的基层医疗体制主要提供包括预防保健、疾病治疗及后续的追踪康复服务等。托马斯·格林格尔（2011）指出，基层医疗体制是针对基层医疗服务需求直接提供日常医疗服务的体制，是"疾病发生时呼叫的第一站"。

2.1.2 农村基层医疗体制内涵的研究

赵黎（2019）指出，农村基层医疗体制由卫生服务体制、基本药物保障体制和基本医疗保险体制等相应体制机制构成。盛哲明（2013）通过对农村地区的研究指出，农村基层医疗体制的功能定位为医疗、预防、保健、康复、健康教育和计划生育服务"六位一体"，卫生院结合自身能力和辖区居民需要，主要提供常见病多发病诊疗服务、慢性病诊疗服务、应急救护、家庭出诊、家庭护理、转诊服务、康复服务、公共卫生服务，以妇女、儿童、老人、慢性病人、残疾人、贫困居民为重点，确保基本医疗服务的有效供给。李菲（2014）认为，无论城镇或农村基层医疗机构都应主要提供首诊服务和常见病多发病的诊疗服务，此外，由于我国慢性病人口增多，这类疾病需要长期的治疗和康复，应该在基层就近治疗、护理使慢性病患者少花钱且能够得到照顾，而非涌

向大医院造成不必要的医疗资源浪费。潘小炎（2013）、孙宁霞和赵凯（2010）
认为农村和城市社区的基层医疗机构应主要供给全科医疗内容，因为随着人们
生活水平提高、寿命延长、人口老龄化程度加快，居民疾病谱和医疗需求发生
显著变化，应通过生物医学、行为科学及社会科学的整合，进行生命、健康与
疾病全方位负责式管理，为个人、家庭和社区提供优质、方便、经济有效的、
一体化的基层医疗保健服务。

2.2　农村基层医疗体制的产生和载体的相关研究

　　国内外关于基层医疗卫生体制包括农村基层医疗体制的产生和农村医疗卫
生服务载体演变的研究比较丰富。

2.2.1　发达国家基层医疗体制产生的研究

　　郭永松（2007）、徐芬等（2015）研究指出，基层医疗卫生体制最早诞生
于19世纪40年代的英国。第一次工业革命使英国完成了社会化分工，促成英
国全科医生与专科医生的服务领域划分，全科医师的职能和角色逐渐从内科和
外科医生中分离出来，下沉到医疗服务体系的最基层，为患者提供首诊服务并
将需要专科服务的患者转诊到医院。1948年，英国颁布《国民医疗保健法》，
开始构建以基层医疗引导医疗体制整体的国家卫生服务体系（National Health
Service，NHS），基层医疗服务和次级医疗服务开始实现功能分离，国家通过
法律制度确认开业诊所和社区医疗中心为基层医疗卫生服务机构，并以法律形
式强制居民在全科诊所进行首诊，全科诊所作为初级医疗服务的主要提供者发
展迅猛。至此，英国的全科医生将次级医疗服务完全让渡给了专科医生，全面
承担起社区居民的首诊职能，治疗常见病多发病且为医院转诊回来的患者提供
医疗护理。不论城市还是乡村地区，初级医疗机构的主体都是开业全科诊所，
全科诊所成为医疗体系的"守门人"。

　　代涛、黄菊等（2015）研究认为，英国完成了全科医疗和专科医疗的社会
分工，并较好地形成以全科诊所为基层医疗卫生服务主要载体的制度后，澳大
利亚、加拿大、新加坡等国家纷纷效仿英国模式在初级医疗层级建立全科医生
制度，同时建立全民卫生保健体制，将全科医生服务纳入健康保障制度，从制
度上着力引导全科医生下沉，使全科医生及其诊所成为初级医疗服务的主要提

供者。

与英国的医疗卫生体制在设计之初就以全科医生为基层医疗卫生服务主要提供者不同，法国经历了初级医疗服务由全科医生和专科医生共同提供转变为全科医生成为基层医疗卫生服务主要提供者的基层医疗卫生体制演进过程。20世纪初，自发组织起来的法国医生形成了私人医疗宪章，其以"自由行医"作为重要原则，实行病人自由选择包括首诊医生在内的医生，医生自由选择行医地点等条款；基层医疗卫生服务由全科诊所、专科诊所和医院共同提供，且都为居民提供首诊服务、治疗常见病等。20世纪80年代，法国政府开始讨论引入"守门人"机制的可行性。1998年，法国政府开始尝试建立全科医生"守门人"机制，以"人头费"制度激励全科医生提供初级医疗服务等，试行自愿参加的转诊计划鼓励居民选择全科医生进行首诊。2004年，法国政府实行新的《健康保险法》，引导居民选择全科医生作为首诊对象并全面取消公立医院的门诊服务，促使开业诊所和提供全科服务的私立医院成为法国城市和乡村地区的主要基层医疗机构（谢斌，2011；聂春雷等，2005）。

20世纪60年代，美国公众对医疗系统表达不满，公众抱怨医生短缺、农村和内陆地区卫生服务可及性低、医疗服务成本太高、医疗服务非人性化等问题。针对公众关心的问题及不满抗议，美国医师协会做出回应，于1966年发布三份重要文件——Millis报告、Folsom报告和Willard报告。Millis报告指出，医生不应只关注个体器官和系统，而应关注具有复杂生命功能的整体，部分诊断或治疗往往忽视主要致病因素和治疗机会。Folsom报告认为，每个人都应该有一个提供家庭及持续医疗服务的医生，这种医生强调预防医学，他了解影响病人及其家人健康的社交、情绪和环境因素、关注病人整体且与病人保持联系。1966年，美国家庭医学教育委员会提交的Willard报告表示，美国民众迫切想要且需要大量合格的家庭医生，提供基层医疗服务。这些报告成为美国建立家庭医生制度以来主要提供基层医疗卫生服务的标志性事件。美国从1969年起将全科医学正式命名为家庭医学并成立美国家庭医学委员会，家庭医生诊所历经近半个世纪的发展，逐步成为美国农村地区基础医疗服务的主要提供机构（Canfield，1976）。

2.2.2 我国农村基层医疗体制的产生和载体的相关研究

朱玲（2000）研究认为，中华人民共和国成立之初，广大农村地区严重缺医少药，为了改变这种局面，政府引导建立农村基层卫生组织。到1965年，农村绝大多数地区的县、公社和生产大队都已建立起医疗卫生机构，形成了较为完善的三级预防保健网。其中公社卫生院的运行在很大程度上依赖公社财务上的支持，大队卫生室则几乎完全靠集体经济维持。卫生室的房屋和器械由生产大队投资，流动资金和人员经费主要靠生产大队拨付。自改革开放以来，县乡卫生机构的资金来源中财政拨款所占的份额逐渐下降，其运行越来越多地依赖于医疗服务收费。这就形成了中国农村早期的基层医疗卫生服务载体，对我国农村基层医疗卫生服务供给的可及性和可得性产生深远影响。这一时期被世界卫生组织誉为中国医疗卫生革命的农村合作医疗和依附于集体经济收益的"赤脚医生"，深入广大乡村区域，很好地承担了全国农村最基层的医疗卫生服务的供给和递送，形成我国农村医疗卫生体制的雏形。

对我国农村基层医疗卫生服务载体的讨论和研究结论如下。林万龙（2008）研究认为，在主要由县级医院、乡镇卫生院和村级医疗服务机构所组成的农村基层医疗卫生服务网络中，村级诊所是一个在农村基层医疗卫生服务的供给中起着重要作用、却被政策制定者和研究者严重忽视的主体。阳华兵（2015）指出村卫生室是我国建设的农村三级卫生服务网的"网底"，在农村医疗卫生体系中处于最基层的地位，是国家卫生系统和农村发生联系的第一接触点。秦立建、蒋中一（2011）指出，乡镇卫生院是农村基层医疗机构的重要组织形式。黄佩华等（2003）调研指出农村首诊主要由村卫生室和乡镇卫生院提供，它们是农民与农村基层医疗服务体系首次接触的医疗机构，因为在中国的农村地区，近60％的门诊服务是由村卫生室或私人诊所提供的，25％是由乡镇卫生院提供的，仅有14％是县级医院和市级医院提供的。因此，从国内学者的研究看，一般认为我国农村基层医疗机构主要包括村卫生室和乡镇卫生院，它们是承担农村居民首诊和治疗村民常见病多发病的主要医疗机构，是农村医疗服务网络的最基层；县级医院覆盖人群则需要通过乡镇卫生院转诊，显然处于医疗进程中的次级环节，不是第一接触点。因此，本书对农村基层医疗机构的研究主要是针对村卫生室和乡镇卫生院。

2.3 农村基层医疗服务供给重要性的相关研究

2009年3月17日，《中共中央　国务院关于深化医药卫生体制改革的意见》明确提出了"保基本、强基层、建机制"的基层设计，推进农村基层医疗卫生体系建设，健全"以县级医院为龙头、乡镇卫生院和村卫生室为基础的农村医疗卫生服务网络",实施国家基本药物制度和基本医疗保障制度,促进基层公共卫生服务逐步均等化,积极推进建立以公益性为旨的农村基层医疗卫生新机制。党的十九大报告指出,要大力实施健康中国的战略,人民群众的健康事关国家昌盛和富强,要不断强化农村基层医疗卫生机构服务体系和全科医生建设。张昕男、杨毅等(2017)认为,作为经济转型发展支柱性产业的基层医疗卫生产业,有效融入供给侧改革的国家宏观改革战略,有利于增强医疗卫生产业经济效益的同时能显著提升我国医疗卫生水平,增加社会效益。刘春蕾(2016)通过研究少数民族地区农村基层医疗卫生服务供给状况,指出转变农村基层医疗卫生服务供给思路,加强少数民族地区农村医疗基础设施建设,由政府单向投入转为政府购买服务、形成完备科学的基层医疗人员管理体系、加强少数民族地区农村基层医疗卫生服务的供给,关乎我国少数民族的民生健康,具有重大意义。

2.4　农村医疗资源配置问题的相关研究

农村医疗体制供给的实质是医疗资源在农村区域的空间展开形式。对医疗资源配置的一般规律的研究和政府在农村医疗资源配置中的角色定位是农村医疗体制研究的重要内容。

2.4.1　医疗资源配置规律和农村医疗资源配置现状的研究

根据医疗资源配置规律,国内外学者一致认为医疗资源在基层医疗机构和次级医疗机构间的配置应呈金字塔或者三角形结构,即医疗资源应更多地配置在基层医疗机构。李菲(2014)指出,在基层医疗机构就治不仅可以节省医疗服务成本,而且可以减少病人的交通、住宿等费用。若不加干预地使病人流向大医院,则必然会造成不必要的资源浪费。因此,无论城镇或农村基层医疗机构都应主要提供首诊服务和常见病多发病的诊疗服务。分级诊疗的具体路径应是在非急诊情况下,医疗服务以利用第一职能等级医疗机构为起点,居民对上级医疗机构的利用应由下级医疗机构医师推荐,而非自主决定。由于从居民医疗服务需求的底部到顶部,疾病发生的普遍性和常见性不断降低,诊疗人数也逐层减少,居民对医疗服务利用应呈现从基层医疗机构向高等级医疗机构逐级递减的趋势,需要配备的医疗机构数量和医务人员等医疗资源也应当逐级减少，因此对应人群医疗服务需求结构为正三角形，医疗资源的配置结构也应该呈正三角形。肖月、赵琨（2011）研究指出，建立以基层医疗卫生机构为核心的一体化服务体系是多数国家医疗卫生体系改革的方向，通过区分初级医疗保健服务与住院服务的职能定位，并利用行政管理和医保支付等政策措施调整医患行为，引导医疗资源下沉、患者下沉，发挥社区医院在疾病诊疗中的核心地位，引导患者在基层首诊，实现有序就诊，最后实现医疗资源配置优化，以带动医疗服务体系的变革。Starfield 等（2005）进行了实证研究，如果一个国家采用以基层医疗机构为主的医疗保健体系，那么该国居民健康水平普遍较高，居民满意度相对较高，同时整体的医疗服务成本控制也较为理想。因此，国家应着重提升基层医疗服务在医疗服务系统的地位，使基层医疗服务的连续性、可及性、公平性得到保障，使患者的就医导向变得合理，使医疗资源的分配达到最优化。

而对于我国医疗资源配置现状，国内有学者研究发现其呈倒三角形结构，即在城市和农村之间、大医院和农村基层医疗机构间的配置很不均衡。郭赞（2011）调查研究认为，当前我国的医疗资源呈倒三角形分布，大量高精医疗设备和高水平的卫生技术人员配置在城区和大医院，而有大量医疗卫生服务需求的县乡或边远地区只分布着较少的、低档次的医疗资源。资源配置的不合理，一方面使医疗条件较差区域的患者为获得较好医疗条件向城区流动，使城区看病难、看病贵问题更加严峻；另一方面，农村医疗条件较差的卫生机构因不能满足患者基本的医疗卫生需求而门可罗雀，使得医疗资源闲置，效益受损。叶俊（2016）研究发现，尽管我国之前形成的三级医疗服务体系的框架仍然存在，但基层医疗机构和大医院均没有有效发挥功能，医疗资源配置很不均衡——医疗资源在经济发达地区、大中城市和综合医院高度集中，在农村基层医疗卫生机构配置严重不足，基层医疗卫生机构服务能力薄弱。我国的分级医疗体系目前在卫生资源配置和医疗服务利用上呈倒三角形结构，分级医疗中医疗资源配置效率不高，农村居民原本可以在农村基层医疗机构解决的常见病多发病都挤兑到大城市的大医院，推动了医疗成本和医疗费用的飞涨。

2.4.2 政府在农村医疗资源配置中角色定位的相关研究

国内一些学者认为，在基层医疗层级中应主要通过市场机制对医疗资源进行配置，医疗服务和药品等价格形成应充分发挥市场机制的决定性作用，并结合政府一定的干预手段。另有学者认为，应强化政府在包括农村医疗的基层医疗层级的资源配置作用，政府可通过制定计划、采用一定的行政手段来发挥对医疗资源的配置作用。具体相关研究如下。

顾昕（2005）认为，在基层医疗层级中应主要通过市场机制对医疗资源进行配置，结合政府一定的干预和管制手段。顾昕从医疗服务供给角度研究了全球医疗体制改革的趋势，指出全球的整体医疗服务供给包括基层医疗服务供给趋向"有管理的市场化"，中国基层医疗体制应走"有管理的市场化"道路。他指出在大多数市场经济国家中，基层医疗服务由"全科医生"提供，并担任医疗体制"守门人"角色，且几乎在所有市场经济体制中全科医生都是自雇人士，即使在公立部门占主导地位的英国也不例外，即基层医疗服务供给是通过市场机制来进行资源配置的。无论发达国家还是发展中国家，在初级医疗到二、三级医疗服务的供给中，医疗服务供给改革的总体方向是引入竞争、引入市场机制，尤其是引入服务质量和价格的竞争。其结论是在发达的市场经济体制下运作的市场，不是完全自由放任的市场，而是由众多制度安排所治理的市场。

何子英、郁建兴（2017）认为，在农村和城市社区的基层医疗领域，市场机制应发挥决定性作用，结合政府干预，无论药品还是医疗服务的价格形成都应尊重基本的经济规律。他们批判了对基层医疗机构的全面行政控制，指出政府围绕"强基层"目标，在基层医疗机构资源配置的硬件建设上虽取得一定效果，但在运行机制与政策供给上却全面强化行政机制、抑制市场机制。特别是强推收支两条线管理或"核定总额，差额补助"的财政补偿方式、严格限制基层用药范围、实施总额控制的绩效工资制度等，这些措施损害了基层医务人员的积极性，又无法满足患者用药的市场需求，导致基层优质人力资源和病患资源的"双流失"，造成与"强基层"目标背离的后果。他们提出政府在初级医疗领域的资源配置中应有"新治理"模式，发挥管家角色，包括有效的规制与积极的战略性购买两个基本方面。有效的规制即政府对价格、专业水平、质量标准与市场准入等方面的监管或必要的市场规制，政府的价格规制不是排斥市场机制，而是重点防范商家（服务提供方或药品生产商）共谋型或竞争型寡头垄断的出现。积极的战略性购买即政府在提供者与支付者相分离基础上，作为第三方支付者通过公共契约过程或集体融资协议，利用法定医保基金向各种公共或私人部门的医疗服务提供方进行基于竞争的医疗服务购买。

代英姿、王兆刚（2014）认为，我国医疗资源优化配置的基本思路是更强化政府在初级医疗领域的资源配置作用。他们指出在整个医疗卫生服务体系中，基层医疗机构是居民健康的"守门人"，是居民最便捷获得医疗服务、支付成本最低的医疗机构，对初级医疗机构的资源配置是最有效率的。而我国医疗资源在农村基层医疗机构和医院之间出现了严重失衡，形成倒三角形的配置格局。大医院占医疗机构总量仅为 2.2%，资产和人员所占比例却高达 77.9% 和 50.9%，而初级医疗机构中的门诊部占医疗机构总量的 19.9%，资产和人员占比仅为 1.9% 和 6.4%，占医疗机构总量近 70.0% 的村卫生室的医疗人员所占比例仅为 15.3%。医疗资源的配置向大医院极度倾斜，最具可及性和成本效益优势的基层医疗机构的医疗资源配置明显不足，导致城乡基层居民不能公平有效地获得医疗服务，而因城市综合医院服务能力限制和超出大多数居民医疗支付能力的较高医疗收费又造成"看病难""看病贵"问题的出现。

2.5 农村基层医疗体制改革关键性问题的相关研究

2.5.1 农村基层医疗体制现存问题的研究

国内一些学者对我国农村基层医疗卫生体制现存问题进行了讨论，认为主要存在农村卫生组织体系不完善、医疗人力资源不足、医疗服务网薄弱、医保政策引导力不足、基层首诊和转诊制度未有效执行等问题，导致我国农村基层医疗卫生服务递送的效率、可及性和公平性存在不足。陆海霞（2009）指出我国农村基层医疗机构存在医疗服务可及性较差、医疗服务人员总量相对过低、农村医疗服务人员素质偏低等问题，根源在于政府主导职能缺位，导致从服务供给层面出发的医疗资源优化配置有效激励缺失；卫生组织体系不完善，影响了农村基层卫生资源的利用效率；医疗人力资源不足与流动性欠缺，降低了农村基层卫生资源的配置效率。叶俊（2016）研究指出，农村基层医疗机构医疗供给存在医疗资源短缺、医务人员服务能力不强、不能满足患者基本医疗服务需求，农村基层医疗机构数量不足、服务利用率低下，医疗资源在城乡医疗机构间配置很不均衡，以及农村医保支付风险日益增加等问题。林淑周（2012）认为，我国农村和城市基层医疗机构在医疗服务供给方面存在一些共性问题，包括基础设施和医疗设备比较简陋，基层医疗服务人员素质低、总量小、学历普遍偏低且队伍不稳定，首诊与双向转诊制度不能有效地执行。王海峰（2016）指出我国城乡基层医疗机构都存在首诊制度欠缺、缺乏临床全科医生、缺乏联动机制、双向转诊制度欠缺、医保政策引导力不足、服务网薄弱等几大问题，因此必须改革基层医疗体制才能解决看病难、看病贵的问题。

2.5.2 农村基层医疗体制问题的引致原因研究

对于农村基层医疗机构现存问题的引致原因研究主要集中在三个方面。

首先，体制变迁中遗留的历史问题。刘兴柱、魏颖（1996）指出 20 世纪 80 年代以来，卫生部门在管理上出现了垂直性分化，建立了一套不适应资源有效使用的相对独立的卫生管理体系，造成了城市医疗机构的职能交叉和资源重复配置、资源竞争，农村基层医疗机构尽管肩负重任，却得不到相应的财政支持，导致资源配置头重脚轻。此外，20 世纪 80 年代实行的财政"分灶吃饭"体制，使城市中大医院的财政支持得到了强化，而农村基层的财政支持大大弱化。中央财政、省财政和市财政的卫生财政拨款更多地流向大医院，而农村卫生院只有乡（镇）财政的支持，这种分级管理体制弱化了政府对基层的财政支持，加剧了不同区域基层医疗服务水平的差异。因此，要改变资源配置状况，应加强区域规划、理顺投资渠道、健全基层卫生机构、实行需求输导战略——将对城市中大医院的不必要需求输导到基层去，减少大医院的医疗服务收费筹资，拓宽基层医疗服务收费渠道，提高医疗资源使用效率。方鹏赛、邹晓旭等（2009）提出，我国基层医疗体制在医疗资源布局上不合理，这是由于过去以"自我发展、自我完善"为主线的城镇发展中医疗服务自由发展，带来了医疗资源的分布不平衡，医疗资源主要集中在城市，拥有 50％以上人口的农村地区只占有 20％的医疗资源，80％以上的城市医疗资源又集中在大医院，从而使基层医疗资源匮乏，现有基层医疗服务的诊疗水平、医疗配备与居民的就医需求存在较大差距，使基层医疗服务能力薄弱、服务占有率较低、缺乏居民信任度等。

其次，现有卫生管理体制和医疗保障不完善问题。顾昕（2005）的研究认为，中国医疗体制的问题在于：①各种必要的制度安排在市场化过程中缺失或错位，基层医疗服务未建立真正的守门人制度，缺乏真正意义的医疗服务第三方购买者；②在医疗保障方面医保系统设立了过高的自付比例以致部分保障功能丧失；③大多数医疗服务机构因不公不私的定位导致治理结构不清、政府对某些重要医疗服务投资不足或者不知如何运用强大的服务购买力引导服务提供者承担社会责任等。何子英、郁建兴（2017）指出围绕"强基层"目标，政府在基层医疗机构资源配置的硬件建设投入虽取得显著效果，但在运行机制与政策体系的设计上却全面强化行政机制，特别是强推收支两条线的管理或"核定总额，差额补助"的财政补偿方式，严格限制基层用药范围，实施总额控制的绩效工资制度。这些措施既难以调动基层医务人员的积极性又不能有效满足患者用药的市场需求，导致基层医疗机构优质人力资源与病患资源一定程度的"双流失"，带来与"强基层"预期相背离的逆向后果。

最后，农村基层医疗机构和次级医疗机构的功能重叠、界限不清导致的医疗服务进程中传导机制不畅。叶俊（2016）认为，尽管我国已形成了三级医疗服务体系框架，但基层医疗机构和医院均没有有效发挥各自的功能，不能实现整体的功能组合。城乡基层医疗为分级诊疗体系中第一职能等级，分级诊疗的具体路径应是在非急诊情况下，医疗服务利用第一职能等级的医疗机构为起点，居民对上级医疗机构的利用应由下级医疗机构医师推荐，而非自主决定，而我国目前的基层和次级医疗机构却未真正实现这样的功能协作和医疗进程传递。医疗资源在经济发达地区、大中城市和综合医院高度集中，在农村和城市社区等基层医疗机构配置严重不足，基层医疗机构服务能力薄弱，原本可以在基层医疗卫生机构解决的常见病多发病都挤兑到大城市的大医院，推动了医疗成本和医疗费用的飞涨，同时使医疗资源进一步向医院聚集，城乡基层医疗机构的资源配置和服务能力进一步被弱化。

2.6　农村基层医疗体制改革对策的相关研究

杨宇霞（2012）针对我国农村基层医疗机构中存在的医疗服务质量较低的问题，指出政府在基层医疗资源配置的硬件建设投入机制的偏差、运行机制的偏移、监督机制的缺失等是其问题根源，而破解农村基层医疗机构服务质量问题的关键是质量监督机制的重塑和农村基层医疗服务质量利益相关者的协同治理，从而进行医患关系的治理结构、医疗机构运营的治理结构、新型农村合作医疗保险环节的治理结构的改革和重塑。

国内一些学者从医疗资源配置重心下移角度探讨农村基层医疗体制的改革。陆海霞（2010）提出要优化农村基层医疗机构服务提升医疗资源配置效率，应发挥政府主导作用，整合优化资源配置，提高农村基层卫生服务人员素质、促进医疗人力资源优化配置、推进新型农村合作医疗制度发展。郭赞（2011）从我国的医疗资源"倒三角形"不均衡分布的问题出发，指出资源配置的不合理使农村医疗条件较差的医疗卫生机构因不能满足基本的医疗卫生需求，因此医疗体制在医疗资源配置上应重心下移，向基层医疗机构转移，增加对农村医疗卫生资源的投资，重点加强农村卫生院建设，使其在农村基层医疗中发挥应有作用。

有学者从基本医疗保障和财政资金支持视角提出了基层医疗体制改革的对策建议。秦立建、蒋中一（2011）认为应该加强公共财政对农村基层医疗的支持力度，并转变对医疗服务的财政支持管理运作方法，包括改变乡镇卫生院的考核方式，采取按照乡镇卫生院的服务人口实行总额付费考核并将病床使用率作为考核指标；加强公共财政对村卫生室的支持力度，补贴村医的医技水平培训支出，补助村卫生室的日常运作费用，切断村医的盈利就医倾向；加强新型农村合作医疗基金的监管，借鉴保险公司的专业方法，激励合管办工作人员甄别不合理报销费用；将个体诊所和民营医院纳入新型农村合作医疗的定点医疗机构，鼓励医疗服务的供给者进行竞争。朱玲（2000）针对农村居民看病吃药既不便宜又不方便的问题，提出可以对农村基层医疗保健服务领域进行以下政府干预措施：①对政府监管部门实施有效的监督，加强对药品生产、销售环节和医疗机构的监管；②重建村级公立卫生室并促进其服务水平的提高；③从"谁受益谁付钱"的角度，让农民既投资于基层医疗卫生机构又对所购买的医疗保健服务完全付费；④在定期对现有乡村医生进行在岗培训的同时，设立村卫生员更新培育项目；⑤增加对农村防疫防病、健康教育和营养及生活习惯干预项目的投资。

一些学者将改革农村卫生人员人事管理制度和完善全科医生培养体系作为改革农村医疗体制的重要内容。王洁、赵莹等（2012）指出应将完善人事管理制度作为优化乡村医疗服务供给的重要对策，重点在于从人力资源管理的各个环节出发建设一支高素质的农村基层医疗人才队伍，从招聘、培训的角度来吸引人才、提升人才素质，从薪酬、考核的角度来激励人才、留住人才，同时为基层医疗人才提供良好的职业发展通道，使其在农村基层医疗机构实现自我的价值。孙宁霞、赵凯（2010）通过对英国基层医疗保健制度研究，为农村和城市社区基层医疗体制改革提供了以下对策：注重全科医师的规范化培养，强化全科医生的职业素质，提高医生的临床技能。以此提高社区卫生保健的整体服务水平，加强社区医疗和综合性医院的联动发展，整合医疗资源。

还有一些学者从基本药物制度等方面提出改革农村基层医疗体制的对策。陈鸣声（2013）从城市和农村基层医疗机构用药行为机制提出了相应建议，认为基层医疗机构可通过各项政策举措的联动效应促进供方合理用药，具体建议如下：①采用单项政策内约束机制和激励机制的融合或规制性举措与补偿性政策配套，形成根据供方合理用药水平相机支付补偿的方式；②基层医疗机构药品招标引入充分竞争机制，控制中标药品的价格和质量，承诺企业中标后的区域独家生产及经营权，激励其以"价格换市场"；③认定和消除药品定价机制中的经济激励因素，结合配套措施规范用药水平；以制度规制寻租行为，同时采用医疗机构补偿机制和医保支付方式建立符合合理用药水平的经济激励机制；设计用药水平考核机制，提高绩效工资比重，合理拉开工资水平差距；针对实施药品零差率和综合补偿后用药水平仍不合理的基层医疗机构实行以总额预付为主体的支付方式改革；使财政常规和专项补助、一般诊疗费收入、医疗保险支付等成为基层医疗机构的收入主体，有条件地逐步扭转以药补医状况。张奎力（2013）指出农村基层医疗机构改革是一项综合性工程，需要进行一系列配套体制机制的综合改革，包括在基本药物保障制度中建立市场化的集中采购机制、在医疗体制医疗人员改革中采用劳动合同制与强激励分配机制、在公共卫生服务机制中引入绩效合同管理制度，以及加强基层医疗队伍建设。

德国学者托马斯·格林格尔研究了德国医疗体制供给结构的演进和转型，指出应在医疗领域建立起一个有管制的市场，以提高基层医疗服务的效率，主要措施包括：①通过给予被保险人自由选择权，建立医疗保险基金间的竞争机制，使保险基金为了留住投保人，必须降低缴款率，从而降低居民的医保缴款负担；②对初级医疗服务的供给门诊部门，引入诊所预算制限制医疗服务供给的盲目扩张，提高医疗资源配置效率；③治疗成本逐步由政府负担转向由个人负担，实现权责对应，防止过度消费；④赋予医疗保险基金更多自主权，尤其是选择与单个医生群体而不再是只能与区域性垄断性法定医疗保险医师协会缔结合同的权力，促使初级医疗服务提供者提高服务质量以争取医疗保险基金的合同，这对于实现医疗控费的目标和提高基层医疗服务的质量，具有非常重要的意义。

Erin 等（2012）研究了加拿大近十年部分省份的基层医疗体制改革方案，指出各省的基层医疗改革方案在基础架构、薪酬、职工总数、医疗质量与安全性及持续性改革方面有一些共同经验和启示。他们提出可以通过在薪酬上采用调和型薪酬模式，将医疗费用与接诊数量或奖金相结合；从职工总数上增加基层医疗服务提供者，包括家庭医生、执业护士及助产士的数量；通过提高电子病例的利用率和普及程度等提高医疗质量和医疗安全，增加基层医疗服务的可及性。他们特别强调家庭医生在包括农村地区的基层医疗体制中的重要性，认为必须通过改革提升家庭医生队伍的影响和家庭医学专业的就业吸引力，从而增加家庭医生职业队伍。

2.7　文献研究评述

关于农村基层医疗体制的资源配置、组织载体、现存问题以及政府角色定位的相关文献为本书提供了研究思路和实践参考，但仍然有几个方面的不足，具体如下：其一，对于农村基层医疗机构的形成和问题研究，国内外学者已经进行了大量的探索，但对于农业基层医疗体制供给合理性判断的理论依据探讨尚显匮乏。其二，国内学者对于农村基层医疗资源配置中政府的角色定位和作用范围仍存在争论，尚未形成一致性的认识。其三，已有研究对分级医疗体制的供给布局与农村医疗体制在分级医疗体制中的地位和比重的理论分析存在不足。目前的研究较多直接讨论我国的分级医疗体制中资源配置的倒金字塔结构是不合理的，却未对其不合理性给出有力的理论阐释，一些研究也指出应更重视农村基层医疗的制度构建，但同样未从理论上给予有力阐释。

3 相关理论基础

经济体制是一个经济集体为了配置资源和对其成员分配利益所必须具有的、组织协调内部各种经济要素和全部经济活动的一整套制度安排。经济体制即是配置资源的制度安排，而经济体制供给的内容就是资源配置。医疗资源包括卫生费用、医师、医疗技术等，都是经济资源，因此，配置医疗资源的医疗体制也是一种经济体制，医疗体制供给的内容就是医疗资源配置。

而农村基层医疗体制如何合理配置医疗资源，需要有一定的理论遵循。马克思主义经典著作的辩证唯物主义、历史唯物主义和政治经济学的相关理论，为农村医疗资源配置应遵循的规律提供理论基础，为我国的经济体制包括农村基层医疗体制改革提供了理论方向。

3.1 辩证唯物主义

3.1.1 存在决定意识

哲学的基本问题之一，是思维和存在、精神和物质何者为第一性、何者为第二性的问题，也就是世界本原是物质的还是精神的问题。恩格斯指出："世界的真正的统一性是在于它的物质性，而这种物质性不是魔术师的三言两语所能证明的，而是由哲学和自然科学的长期的和持续的发展来证明的。"马克思辩证唯物主义论证了世界的物质性，提出了世界统一于物质的辩证唯物主义一元论的科学世界观。物质是世界的本原，物质和精神中，物质是第一性的。物质观是马克思辩证唯物主义哲学的基石。

物质是不依赖于人的意识的客观实在，这种客观实在独立于我们的精神而存在。在物质的总和中，物质的根本特性就是客观实在性，它是一切物质形态或物质运动形式的共性。在存在和意识的辩证关系中，存在决定意识，马克思辩证唯物主义认为存在是第一性的，意识是第二性的。

运用马克思辩证唯物主义理论，分析得出医疗资源配置结构是疾病发生的自然规律决定的，是不依赖于人的意识的客观存在。人类社会对医疗体制包括初级医疗体制的供给应当遵从自然规律，而不是凭主观意识随意地决定。

同时，马克思辩证唯物主义理论指出，实践是获得认识的基础，实践是检验真理的唯一标准。从全球范围内的医疗体制实践看，发达国家的分级医疗体制布局总体上存在不同程度趋近于"金字塔"结构的趋势。

3.1.2　一切从实际出发

毛泽东同志指出："按照实际情况决定工作方针，这是一切共产党员所必须牢牢记住的最基本的工作方法。我们所犯的错误，研究其发生的原因，都是由于我们离开了当时当地的实际情况，主观地决定自己的工作方针。"一切从实际出发，要求我们按照世界的本来面貌来认识和改造世界。

一切从实际出发，就必须认识客观事实，尊重客观事实，忠于客观事实。这应当成为我国农村基层医疗体制改革的指导原则。

3.1.3　实事求是

一切从实际出发是马克思唯物主义的根本要求。一切从实际出发，首先要认识客观事实，尊重客观事实，不带任何主观随意性。在实际生活中，一切从实际出发的首要前提是要认识和尊重客观事实。关于"实事求是"的精辟概括即为："'实事'就是客观存在着的一切事物，'是'就是客观事物的内部联系，即规律性，'求'就是我们去研究"。简言之，实事求是就是要从现象找到本质，认识客观事实，尊重客观事实，理论联系实际。

毛泽东同志还指出："我们要从国内国外、省内外、县内外、区内外的实际情况出发，从其中引出其固有的而不是臆造的规律性，即找出周围事变的内部联系，作为我们行动的向导。"从辩证唯物主义的高度阐释了从现象找到本质，尊重客观事实的重要性和理论脱离实际的巨大危险性。

依据实事求是的精神认识，寻找客观规律，是人们对待发展与改革问题的基本方针，也是我国进行农村基层医疗体制改革的基本指导方针。因此，必须深入研究我国农村基层医疗体制的内在矛盾并总结其规律。

3.1.4　尊重自然规律

实事求是，即人们的认识要符合事物的本来面貌，人们的行动要符合事物的发展规律，它同任何一种形态的主观与客观相背离的思想和行为都是不相容的。马克思主义哲学指出，实事求是就是按客观规律办事。客观规律是事物运动过程中固有的、本质的、必然的、稳定的联系，独立于意识之外。它是不以人的意志为转移的客观存在的规则。人既不能创造、改变，也不能消灭规律。但人在客观规律面前并不是完全消极被动的。人在实践中，可以通过大量的外部现象认识或发现客观规律，并用这种认识来指导实践，对客观世界进行改造，即人可以认识和利用客观规律。

人的主观能动性是受客观规律制约的，发挥主观能动性首先要尊重客观规律，尊重客观规律是发挥主观能动性的前提和基础。只有尊重客观规律才能更好地发挥人的主观能动性。如果违背客观规律，就会受到惩罚。因此，受到不以人的意志为转移的自然规律和社会规律制约的人们在对客观世界的改造活动中，必须要正确处理人的主观能动性同客观规律的关系，尊重客观规律，合理应用客观规律办事。

我国医疗体制改革中的困惑与矛盾，大都与对客观规律的认识不清有关，所以只有找到医疗资源配置应遵循的客观规律，农村基层医疗体制改革才有正确方向。

3.2　经济规律理论

在社会经济发展过程中呈现的各种各样的经济现象及其相互之间的各种联系，既有偶然的非规律性的联系，又有客观的规律性的联系。客观规律性的联系对经济现象的发展和变化起着决定性的作用。这种内在的本质的联系，就是经济规律。经济规律同自然规律一样，都是客观过程的内在的联系，是客观存在，是不以人的意志为转移的。不管人们主观上是否认识经济规律，它总是必然地发挥着作用的。经济规律作为客观规律，人们能够发现、认识和利用它，但是不能创造、改造和消灭它。

生产关系一定要适应生产力是一切社会发展共有的经济规律，是在任何社会形态中都存在并发生作用的经济规律，它决定着一种生产关系向另一种生产关系的过渡，推动社会生产力不断向更高水平发展。马克思在《政治经济学批判》序言中说："人们在自己生活的社会生产中发生一定的、必然的、不以他们的意志为转移的关系，即同他们的物质生产力的一定发展阶段相适应的生产关系，这些生产关系的总和构成社会的经济结构，即由法律的和政治的上层建筑竖立其上并有一定的社会意识形式与之相适应的现实基础。"生产关系一定要适应生产力状态的经济规律具有客观性，它不能被消灭或创造。但经济规律具有客观性，并不等于人们在经济规律面前是消极的、无能为力的。相反，人们是可以认识和利用经济规律，来达到人们的目的。恩格斯在《社会主义制度从空想到科学的发展》中说："社会力量完全像自然力一样，在我们还没有认识和考虑到它们的时候，起着盲目的、强制的和破坏的作用。但是，一旦我们认识了它们，理解了它们的活动、方向和影响，那么，要使它们愈来愈服从我们的意志并利用它们来达到我们的目的，就完全取决于我们了。"

生产关系作为社会存在，由生产力决定，但还受社会意识包括政治、法律、文化、社会心理等因素的影响，社会意识对生产关系有巨大的反作用，这种反作用可能是巨大的负面作用，使生产关系可能出现不尊重客观规律的情况。

经济体制作为生产关系的具体实现形式，由生产力决定，但其作为一种社会关系存在，会受到政治、法律、观念等的影响，当这种影响起负面作用时，可能出现经济体制对资源的配置不符合客观规律的情况，对资源配置产生扭曲作用，从而阻碍生产力发展，引起一系列资源浪费问题，这就使得经济体制改革有其必要性。

当经济体制违背经济规律，容易发生资源配置扭曲的现象，这种情况在医疗领域发生时，就会产生医疗资源错配，引起医患矛盾和医疗费用上涨。这时进行医疗体制改革，就必须先找到医疗资源配置的客观规律。

3.3 经济体制改革理论

生产关系一定要适应生产力状态是一切社会发展的共有的经济规律，它们的交互作用和矛盾运动是人类社会向前发展的动力。近 40 年，中国对经济体制改革的探索始终围绕着生产力与生产关系的相互关系和矛盾运动展开的。学者在对我国经济体制改革的探索中，确认了以下两个理论：其一，从生产关系一定要适应生产力状态的经济规律阐述经济体制改革的必然性，将经济体制改革的本质归结为生产关系的变革,认识到经济体制改革的根本动因是生产力发展的要求。其二,在经济体制改革实践中始终应以解放和发展生产力作为检验经济体制改革成效的根本标准。中国 40 余年的经济体制改革理论发展可以大致分为以下四个阶段。

第一个阶段以关于"经济理论问题"和"真理标准问题"的大讨论为标志。邓小平等积极组织推动了关于"经济理论问题"和"真理标准问题"的大讨论。这些全国性的大讨论为解放思想、动员经济体制改革打下了必要的理论基础。1978 年,中央党校内部理论刊物《理论动态》发表了《实践是检验真理的唯一标准》,由此关于真理标准问题的大讨论在全国展开。1978 年党的十一届三中全会提出:"实现四个现代化,要求大幅度地提高生产力,也就必然要求多方面地改变同生产力发展不适应的生产关系和上层建筑,改变一切不适应的管理方式、活动方式和思想方式,因而是一场广泛、深刻的革命。"会议确立了解放思想、实事求是的思想路线。"解放思想,实事求是"成为邓小平建设有中国特色社会主义理论的精髓,是马克思辩证唯物主义和历史唯物主义在当代中国的运用和发展。这一时期的理论发展,包括实事求是、一切从实际出发、理论联系实际、坚持实践是检验真理的唯一标准,成为推动我国经济领域体制改革的理论武器。

第二个阶段的理论讨论明确了我国处于并将长期处于社会主义初级阶段,明确了计划和市场都是经济手段。从党的十一届三中全会到党的十四大召开前,对实行怎样的经济体制的认识经历了三次演进。1981 年,党的十一届六中全会通过了《关于建国以来党的若干历史问题的决议》,决议明确提出了社会主义初级阶段的概念,关于经济体制的认识,"计划经济为主,市场经济为辅"的观点被接受和认可;1984 年 10 月,党的十二届三中全会确认中国社会主义经济是"公有制基础上的有计划的商品经济",这个认识的改变突破了长期以来把计划经济同商品经济对立的传统观念;之后党的十三大报告指出:"计划和市场的作用范围都是覆盖全社会的;新的经济运行机制,总体上来说应当是'国家调节市场,市场引导企业'的机制。"这一阶段,马克思主义的科学社会主义理论与中国社会主义实践进一步结合,形成了以邓小平理论为代表的中国特色社会主义理论,对生产关系一定要适应生产力的经济规律有了进一步认识,指出有利于发展社会生产力是检验一切改革包括经济体制改革得失成败的最主要标准。20 世纪 90 年代,邓小平同志进一步提出,要把"是否有利于发展社会主义社会的生产力,是否有利于增强社会主义国家的综合国力,是否有利于提高人民的生活水平"作为判断一切工作是非得失的标准。"三个有利于"的判断标准对生产力标准进行了深化和发展。这一阶段的经济体制改革理论明确了计划和市场都是经济手段，对我国经济体制改革勇于探索、勇于实践、坚持发展社会生产力，具有重大的理论意义。

第三个阶段的经济体制改革理论发展，把我国经济体制改革的目标明确为建立社会主义市场经济体制，把相应的所有制结构归结为公有制为主体多种所有制经济长期共同发展，并将其作为社会主义初级阶段的基本经济制度。党的十四大报告中指出："实践的发展和认识的深化，要求党明确提出中国经济体制改革的目标是建立社会主义市场经济体制，以利于进一步解放和发展生产力。"这是党将生产关系一定要适应生产力的经济规律与我国的社会主义建设实践进一步结合的理论认识。

第四个阶段经济体制改革理论的发展，以建立和完善中国特色的社会主义市场经济为主要内容。党的十四届三中全会通过《中共中央关于建立社会主义市场经济体制若干问题的决定》，勾画了社会主义市场经济体制的基本框架。在基本框架具体化的五个方面的内容中，特别提到建立多层次的社会保障制度。这不仅能为城乡居民提供同中国国情相适应的社会保障，还能促进经济发展和社会稳定。多层次的社会保障制度构成了社会主义市场经济体制基本框架的重要方面，而社会保障与基层医疗体制紧密相关，社会医疗保障是医疗体制的重要组成部分，涉及医疗资源再分配问题，也对基层医疗资源配置的效率和可及性产生巨大影响，不合理的社会医疗保障制度将扭曲资源配置，阻碍生产力发展，并引发一系列问题。目前的社会保障费用飞涨、资源配置效率不高、居民看病贵看病难，都将医疗体制改革方向指向医疗保障体制，因此应当通过医疗体制改革使医疗制度供给遵循客观规律，实现对医疗资源的合理配置。

马克思辩证唯物主义、历史唯物主义、对政治经济学的知识，为我国的经济体制改革理论包括农村医疗体制改革理论发展提供了理论基础，为中华人民共和国成立以来医疗体制建设和改革提供了理论遵循；对社会存在和社会意识、生产力与生产关系、人的主观能动性和客观规律等相关理论的梳理为我国农村基层医疗体制供给的合理性判断和如何改革提供理论基础。

4 国内外农村基层医疗体制沿革与实践

4.1 我国和部分发达国家农村基层医疗体制沿革

目前，我国已基本建立了一个总体覆盖全体国民的医疗服务供给体系。但长期以来，受地理区位条件、城乡二元经济结构等因素影响，城市与农村的基层医疗资源供给和占比结构并不均衡。作为农村基层医疗机构代表的村卫生室和乡镇卫生院，是农村三级医疗卫生服务网的"网底"，对保障我国 5.09 亿农村居民健康具有不可替代的作用。但目前绝大多数的医疗资源都集中在城市里的医院，农村基层可享受到的医疗资源相对贫乏。农村基层医疗资源的缺乏加剧了医疗入口的不公平性，这种稀缺倒逼农村居民不得不选择城市医疗服务，使得大量农村常见病多发病患者涌向次级医疗机构就诊，造成不必要的医疗资源挤兑和浪费，资源供给的社会效益转化受限。

农村医疗资源的合理配置直接关系到农村基层医疗服务的运行效率、公平、可及，是我国分级医疗制度畅通与否的关键环节。2014 年，北京市政府发布的《关于继续深化医药卫生体制改革的若干意见》提出建立以基层医疗为重心的金字塔形分级医疗体制总体设计；2015 年《国务院办公厅关于推进分级诊疗制度建设的指导意见》（国办发〔2015〕70 号）明确以"强基层"为重点完善分级诊疗服务体系，推动优质医疗资源下沉；《中华人民共和国国民经济和社会发展第十四个五年规划和 2035 年远景目标纲要》提出以城市社区和农村基层为重点，完善城乡医疗服务网络，强化分级医疗体制改革。这些举措都表明中国农村医疗体制改革重点立足于发挥基层医疗资源的作用，以优化配置结构，实现医疗资源的使用效率，从而作为健全统筹不同地区之间公平、可及的多层次社会保障体系的基石。但关于如何合理配置医疗资源以提升农村医疗服务递送的公共性，进而实现区域间基本医疗服务均等化发展尚未有系统性的理论解释，这制约着我国医疗体制的现代化改革。

从 1949 年至今，我国医疗体制经过 70 余年的不断发展，已经基本建立起覆盖全民的基层医疗机制。2018 年，我国已基本建成"15 分钟医疗圈"，即 80％以上的居民能够在 15 分钟内到达最近的医疗机构。同时，在服务于农村基层医疗的中国新型农村合作医疗（以下简称"新农合"）和定点医疗报销等医疗保险杠杆政策推动下，我国农村基层医疗保障面扩大，目前已实现农村医疗机构首诊就诊数上升，人均医疗费用负担降低等积极成效。

表 4-1　我国农村基层医疗体制沿革

时间	制度情况
1950 年	在三到五年内建立健全全国基层医疗服务机构，私人诊所、乡镇卫生所迅速发展
1956 年	农业生产合作社、农民群众和医生联合筹资的合作医疗制度雏形初现，并在全国试点推广
1959 年	国家医疗卫生事业建设重心开始转向农村
1962 年	扩大农村基层卫生医疗机构覆盖范围，推广农村合作医疗制度，县-公社-生产大队的农村三级医疗卫生网初步形成
1966 年	农村合作医疗制度在全国普及，医疗服务的公平可及性大大提高，成为农村基层医疗保障机制
1976 年	农村合作医疗制度实行率在 90％以上，覆盖农村 85％以上人口，形成县级医院-乡镇卫生院-村卫生室三级预防保健网络
1979 年	基本实现卫生健康基础服务全覆盖，"赤脚"医生制度、农村合作医疗制度、农村三级医疗制度被世界卫生组织誉为中国农村卫生工作的"三大法宝"
1980 年	人民公社集体经济被家庭联产承包责任制取代，合作医疗丧失经济基础，三级医疗卫生网"网底"被稀释，农村基层医疗可及性降低。国家医疗卫生事业工作重心变为"农村与城市并重"
1996 年	着手恢复农村合作医疗，在全国 19 个省（自治区、直辖市）183 个县开展合作医疗试点改革，合作医疗机构数量有所回升
2002 年	政府提出要在 2010 年建立全国范围内的以大病统筹为主的新农合和医疗救助制度
2006 年	进一步明确新农合试点县数量目标：2007 年达全国县总数的 60％，2008 年全国基本推行，2010 年实现全国覆盖
2008 年	新农合首次纳入《社会保障法（草案）》
2010—2011 年	政府提出三项重点改革：全面实施新农合，提高政府补助水平，适当增加农民缴费。2011 年底，参合农民 8.32 亿，覆盖农业人口 8.53 亿，参合率达 97.5％

时间	制度情况
2016 年至今	国务院发布《关于整合城乡居民基本医疗保险制度的意见》将新型农村合作医疗和城镇居民基本医疗保险合二为一，为满足人民日益增长的多层次多元化基层医疗需要，建立以筹资方式、保障体系、医保范围、覆盖面、定点管理和基金管理"六统一"的城乡居民基本医疗保险制度。截至 2018 年底，全国已有 24 个省份完成基本医疗保险制度整合工作，城乡居民基本医疗保险制度已覆盖 2 亿人次

从 1950 年至 2021 年，我国基层医疗在保障居民健康卫生方面发挥重要作用。首先，农村基本医疗保障水平大幅上升。自 2016 年城镇和农村医疗保险"二合一"改革后，基本实现农村居民全民覆盖，有力促进了城乡居民医疗服务均等化发展。2020 年，全国基本医疗保险参保人数达 13.61 亿人次，其中，城乡居民医保参保 10.16 亿人次，参保率稳定在 95％以上；全国城乡居民基本医疗保险基金（含生育保险）收入 24846 亿元，同比增长 1.7％；支出 21032 亿元，同比增长 0.9％。我国已经建立起了世界上规模最大、全民覆盖的基本医疗保障网。其次，农村医疗服务递送的可及性增加。自"新医改"开展以来，农村基层医疗卫生基础设置保障进一步加强。农村每千人口医疗卫生机构床位数由 2014 年的 3.35 张提升至 2020 年 4.81 张，农村每千人口执业（助理）医师由 2014 年的 1.48 人上升至 2020 年 1.96 人。最后，缓解就医负担取得新成果，农村贫困人口医疗费用负担降低。2018—2020 年，中国医保扶贫累计资助贫困人口参保 2.3 亿人次，惠及贫困人口就医 5.3 亿人次，减轻贫困人口医疗费用负担 3600 多亿元，助力近 1000 万户因病致贫家庭精准脱贫。此外，政府设有专项财政补助，支持深度贫困地区提高农村贫困人口医疗保障水平。

但随着二元经济逐步深化，城乡和区域间的医疗资源拥有量进一步拉大，医疗资源呈不均衡配置趋势。主要表现如下：

第一，倒金字塔形的医疗资源结构阻碍农村基层医疗资源供给布局的合理建构。王晶和杨小科（2014）通过研究中国医疗体制 40 年变迁，发现无论是 20 世纪 80 年代市场经济倾向的改革，还是 2000 年以后政府提出的"社会建设"，行政化色彩倾向的医疗资源配置导向一直存在于农村基层医疗体制建设中。首轮医改期间，能够有效承担农村基层医疗服务的医疗载体尚未健全，导致农村基层医疗在分级医疗体制中的地位弱化。与此同时，伴随次级医疗机构的迅猛扩张，医疗资源不断向城镇等次级医疗机构聚集，在城市和农村之间、大医院和农村基层医疗机构间的配置相对失衡，从而导致基层医疗的分级比重和资源配置密度大幅下跌，逐步形成倒金字塔形的分级医疗体制布局。

第二，农村基层医疗资源配置的不足阻碍农村医疗服务的递送效率。宣扬、贺庆功等（2018）指出，一方面，当前大多数全科医务人员不愿意到农村就业，农村基层缺乏优质全科医生服务，使得农村居民不得不到次级医疗机构寻求优质医疗服务，造成次级医疗资源挤兑、农村基层医疗机构门诊量少的现实困境。另一方面，农村医疗条件较差的卫生机构因不能满足患者基本的医疗卫生需求鲜有人问津，使得卫生资源闲置，效益受损。区域的经济发达程度与医疗资源配置之间存在着明显的"马太效应"。辛歆（2015）认为农村医疗资源的配置与当地经济发展水平有很强的正相关性，城市发展的虹吸效应使得医疗资源高度聚集于经济发展较好的城市地区，农村基层医疗资源配置相对匮乏。因此，不同经济水平的地区间城乡基层医疗服务供给差距将进一步被拉大。经济欠发达的农村地区医疗资源供给不足，不仅阻碍农村医疗服务的递送效率，也影响了农村基层医疗卫生服务的可及性和公平性。

第三，优质医疗资源的有限性和内卷化的适应性和特性化加剧医疗资源配置的不均等化。赵黎（2018）将内卷的概念引入具有发展边界的医疗卫生领域改革中，人们在收入不断增长条件下对医疗卫生服务有日益多元化和多层次的需求，而有限的优质医疗资源总是难以充分满足市场需求，医疗卫生服务供给的短缺更加强了医疗卫生资源的竞争性质。这种资源有限而需求得不到满足的状况表明，医疗卫生事业的发展也是有条件与边界限制的，即当医疗卫生资源能为人们提供的社会福祉、就医保障或医疗服务收益绝对减少或相对减少时，便产生了内卷化发展的困境。

表 4-2 是部分发达国家在 20 世纪 40、50 年代后的医疗体制沿革。

表 4-2　部分发达国家在 20 世纪 40、50 年代后的医疗体制沿革

国家	里程碑事件
英国	（1）1948 年，英国建立国家卫生服务制度，该制度具有全民覆盖、按需提供服务、国家付费、全民免费四大特点。20 世纪 40 年代末，开始进一步在全国范围实行三级医疗管理体系。 （2）1979 年撒切尔任首相后，开始对英国卫生服务体系进行持续的改革，引入市场竞争机制，建立医疗服务购买者与提供者分开（purchaser-provider split）的新体制，提高了资源配置效率；1991 年，负责购买初级卫生保健服务的机构"全科医生基金持有者"建立；20 世纪 90 年代开始，对"内部市场"和"公立医院自治"改革，成为世界银行向其他国家推广的范例之一。 （3）依托 20 世纪末的"民间融资行动计划"（Private Finance Initiative，PFI）深入推进社会资本进入公立医院。2011 年，由全科医生组成的 211 个"全科医生公会"取代医患间的中间机构——初级卫生保健信托。2012 年 3 月，《医疗与社会保健法案》在议会通过，允许私营医疗机构和 NHS 在医疗服务市场竞争。

国家	里程碑事件
瑞典	（1）1955年，瑞典颁布并实施《国民健康保险法》，将年满16周岁及以上的居民纳入医疗保障体系，标志着全民医疗保障制度的建立。 （2）1983年《医疗保健法》将医疗保障事权明确划归给地方政府（23个郡和3个市政区）负责。 （3）2006年以后，以温和党为主的中右联盟政党对医疗保障制度进行了市场化倾向的改革。第一，引入患者自由选择医疗机构制度。第二，2010年，政府明确规定了排队候诊的最长时限。第三，为缩小地域之间医疗服务差距，保健福利部制定了可比较的医疗服务质量指标，包括治疗结果、居民的信任度、排除候诊时间以及成本等四个范畴，定期公布比较结果。
法国	（1）1928年，法国颁布《社会保障法》，并于1930年进一步完善《社会保障法》，明确了工商界领薪酬人员享有医疗保险的权利。1945年建立全面覆盖的社会保险制度，自此法国初级医疗体制诞生。 （2）20世纪80年代开始尝试建立全科医生"守门人"机制，1998年开始对初级医疗"守门人"制度进行第一阶段的改革。 （3）2004年至今，进行初级医疗"守门人"制度第二阶段的改革。2021年4月，启动针对医院和医疗养老院等医疗机构的投资和升级计划，改善法国医疗环境，提升医务人员待遇。
日本	（1）1922年，日本根据《健康保险法》创立医疗体制雏形；1938年7月，日本制定"国民健康保险法"；1948年，日本颁布了第一部《医疗法》，建立了全民医疗卫生服务系统。 （2）1961年，日本医疗保险以强制的形式覆盖日本的所有居民，包括农村居民。随后几年不断完善《医疗法》内容，广义医疗服务内涵逐步形成。1997年，制定家庭医生支援制度。 （3）2000年4月推出一项新的社会保险制度——护理保险；2001年制定了面向21世纪的医疗保险体制改革方案；2002年，日本政府颁布了"医疗保险制度改革纲要"，并提出了"面向21世纪的日本健康战略"，从制度调整和重视预防医疗保健两方面入手进行了医疗保险体系改革。

4.2 中外农村基层医疗体制的措施比较

比较中国、法国和日本的农村主要医疗改革措施（表4-3）。

表4-3 国内外农村基层医疗体制的重要措施及效果

主要措施	国家		
	法国	日本	中国
基本医疗保险杠杆	法国农村基层医疗保险制度主要包括基本医疗保险和补充基本医疗保险。 （1）基本医疗社会保险（又称社会医疗保险）。法国社会医疗保险的运作机制为"政府行动、垂直管理"三合一的模式，集中央与地方、政府与市场运作于一体，有效保障了基本医疗保险的效率和公平。基本医疗保险基金遵循受益原则和量能原则，实行混合筹资，58%来源于雇主和量能原则，36%来源于社保税收，仅6%来源于个人缴费，且用于帮助贫困人群于政府财政，且用于帮助贫困费用涵盖服务项目广泛，此类社会保险筹资渠道相结合、互为补助，长效性高。	日本实行强制性的全民健康保险，主要由雇佣者保险、地域保险、高龄者保险、后期高龄者保险组成。 （1）日本通过三次医疗圈构建诊疗体系。日本基层诊疗机构是一次医疗圈，以町、村为单位，提供门诊服务。因此，三次医疗圈不提供门诊服务。急救外，患者前往三次医疗机构开具的转诊文书（介绍信），否则将会缴纳额外费用。不同次医疗圈内的医疗机构收费标准不同，通常情况下需要格外缴纳3000～5000日元，且大医院不接受此类门诊患者。	中国农村基层医疗保险中的新农合，是一种由个人、集体和政府共同出资建立的农民医疗互助共济制度。2016年1月12日，《关于整合城乡居民基本医疗保险制度的意见》（以下简称《文件》）要求，整合城镇居民基本医疗保险（以下简称"城乡居民医保"）和新农合两项制度，建立统一的城乡居民基本医疗保险（以下简称"城乡居民医保"）制度。2019年正式在全国范围内开展城镇居民医保和新农合二合一的整合工作。 （1）规范需求方行为，采取差异化报销政策。 由于目前全国各地正在进行城乡居民医保整合工作，不同省市区报销比例不同，但整体改革方向均呈现扩大基层报销范围、阶梯式设置城乡级别医疗机构报销比例。比如，成都市住院报销、门诊等级医院报销比例。成都市一般诊疗费，若首诊不在基层医疗机构，则不予报销或者降低报销比例。类似成都实施基层门诊报销的有广东东莞和珠海。不同省份是想通过设置差异化报销比例的价格信号引导患者基层就诊的最终目的。

续表

主要措施	国家		
	法国	日本	中国
基本医疗保险杠杆	(2) 补充基本医疗保险。 公共基金：法国 CUM 法案为公立补充医疗基金提供法律支持，具体是为月收入低于 562 欧元的公民提供免费补充保险。对收入高于补充保险与健康保险之间的人群，由政府财政进行补助。 私人医疗保险：保障内容囊括社会保险补偿额低于市场均差价的部分的社会保险赔偿部分。 (3) 法国基本医疗下沉基层。 例引导首诊下沉基层。 患者经订所属优选医生（全科医生）后，若未经其转诊就诊，则该患者直接就诊专科医生或其他全科医生的服务比例报销比例下降到 30%。此外，特定医生签约诊疗费和专科诊疗费报销可达 100%，政策范围内医疗检查报销达 95%。 加收 17.8%～19.1%的费用，对自愿医疗和基本诊疗费报销内，全科诊供应和医疗范围内药品供应和医疗检查报销达 95%。	(2) 保险基金由个人支付、政府补助和保险费所获收益组成，其中个人所占百分比计算。医疗费用按照共付比付费，医疗保险费用按照被保险人标准年收入标准计算。医疗费用线介于补充保险门诊、城乡居民门诊、医疗保险费均自付 30%，医疗住院费和住院医疗保险费自付 70%。 (3) 医疗保险支付比例各有不同。 具体标准如下：无论是住院还是看门诊，个人自付比例 6 岁以下为 20%，7～69 岁为 30%，70～74 岁为 20%，75 岁以上为 10%，个人负担日趋加重。但日本另设于 2003 年设有高额医疗费用超过一定数额时，有所加重，当居民医疗费用超过一定数额后，可免费治疗。	(2) 调节供给方行为，实施总额预付方式，建立起强调各级医疗机构功能定位的医保支付标准。建立起强调各级医疗机构功能定位的医保支付标准。 按病种付费制是根据不同地区的实际情况和病种类型和相应付费标准，在病种定额以外的费用由患者自己承担，如甘肃省白银市会宁县。 学划分不同省份基层医疗改革中主要在浙江基层医疗服人头付费方式。此外，多数省市采取复合型医疗服务的医保支付行为，以集团预算为导向的医联体规范体系内人头总额预算支付。比如，安徽省内诊预算支付，按参保人头总额预算支付。比如级医院承担，结余资金按照 6：3：1 比例分配给县院承担，乡镇卫生院、村卫生室。 超支部分由县级医院、乡镇卫生院、村卫生室。

39

续表

主要措施	国家		
	法国	日本	中国
医疗人才队伍	法国全科医生教育体系为9年专项培养的高等教育模式十多形式再教育。 （1）高等教育模式。 全科医学教育共9年，分为2+4年医学教育和3年全科教育阶段，涵盖医学基础知识教育阶段（PCEM）、医学理论和临床教育阶段（DCEM）、全科医学教育阶段（TCEM）。医学生只有合格完成2年医学教育顺利完成考核后，步入3年全科临床实践教学，9年医学教育顺利毕业者，获得医学博士学位后，才有资质当全科医生。 （2）全科医生再教育。 全科医生从业期间需要接受包括但不限于医疗会议、学术论坛、病例讨论等内容的专项培训，接受在职医学培训（CPD），以及时跟进最新医学成果、更新专业知识。 （3）定期考核制。 每5年开展对全科医生资质考核评估、优胜劣汰，进而确保初级卫生保健服务质量。	日本虽没有传统意义上的全科医生培养制度，但其三次医疗圈的构建具有异曲同工之妙。 （1）日本厚生劳动省制定偏远地区勤务行医定医制度。 开设专门医科大学，偏远地区培养医学生的自治医科大学，注重培养医学生的通科知识和临床实习。医学生必须完成CBT（computer based test）和OSCEC（objective structured clinical examination）后才可进入临床学习。6年大学期间学费先以贷款形式由政府财政负担。 （2）毕业定向协议。 通过与毕业生签订毕业定向协议，规定学生在第5学年必须到国家所在农村地区机构实习。此外，日本地区联合会也会邀请学生到农村地区进行临床实习，这业后的工作由地区主管部门负责，这些部门根据人口多寡和供需平衡来统一分配。毕业生必须先到地区综合医院进行3年岗前培训，培训结束后再到到农村地区公共医疗机构提供6年医疗服务，地区主管部门负责监督毕业生的合约履行情况。	中国多举措建设农村基层医疗卫生人才。 （1）定向培养、下岗留岗和在职继续教育模式。 中国通过高等教育（大学本科及以上）签约方式为中西部地区输送一大批本科定向医学生。制定城乡卫生工医生晋升前下基层、城市等措施为基层输送人才，万名医师支援农村基层已有的履行在职继续教育。通过开展专项培育项目，提高了乡镇卫生院医生、村卫生室的乡村医生的专业知识。截至2020年，中国财政投入10.2亿元，累计培训基层卫生人员超过50万人。 （2）实行注册医师区域多点执业。 通过建立医师区域注册制度，将执业一次注册、区域或县行政区划，遵行"一次注册、区域有效、省级有效"的多点执业模式。目前中国有26万名医师多机构执业，有效缓解了基层医疗机构人才稀缺的问题。 （3）实施全科医生培养计划。 目前已经推进全科医生转岗培训计划，鼓励培训对象优先招收，对贫困地区、民族地区、革命老区的培训对象专业优先惠政策，薪资待遇与参与全科医生转岗培训等方面的优惠政策，进一步提高通科知识。截至2020年，全科医生已转岗培训18万人，每万人全科医生从1.38增加至2.61人。

续表

	国家		
	法国	日本	中国
薪酬制度 主要措施	法国薪酬激励制度为"项目付费为主,其他付费方式为辅"。具体如下: (1)项目付费。 法国社保基金对基层开业全科医生(含专科医生)采用按诊所提供的初级医疗服务项目付费制度。 (2)其他付费方式。 主要是采取人头费激励。居民签约注册指定优选全科医生后,该名全科医生可获得 40 欧元/(人·年)的建立和管理医疗档案的费用。	日本薪酬激励通过点数计费,采取"以诊断群分类(Diagnosis Procedure Combination, DPC)为基础的定额支付方式"。具体如下: (1)DPC 定额支付方式。 DPC 共考虑 9 个因素,入院目的、手术等其标准代码,组成 2927 个诊断群,并将其标准化,住院床日的支付点数,分别赋予每个点数对应 10 日元进行定额支付。 (2)按项目付费。 目前,日本诊疗和医师技术费主要采取项目付费方式。医师诊疗技术费是日本近年医疗改革在住院中引入的专门用于反映医疗技术难易程度的激励指标。 (3)实行奖惩机制。 以"基本点数"和"核算点数"组成的点数据酬计算方法,进一步精准控制各种医疗行为。对不合理的医疗服务,如医生拖延住院时间,则按中央社会保险医疗协议会(Central Social Insurance Medical Council or Chuikyo,以下简称"中医协")相关文件标准,扣减核算点数;鼓励高质量医疗服务,如手术难度、劳动强度高,则按较高的基础点数核算。	中国基层医疗卫生机构卫生人员的薪酬待遇主要由基本工资、岗位津贴、绩效工资构成。目前,全国各省市均有探索基层医疗待遇改革,主要举措如下: (1)增加总量,调整薪酬。 多个省市为激励医务人员下沉基层,通过增加政府办基层医疗卫生机构或其负责人的考核制度,根据考核结果二次提高绩效工资总量,而且将绩效工资由原来的 30%~40% 的比重调整至 80%~100%。 (2)岗位编制化,提高津贴补助力度。 部分地区将基层医疗卫生人员纳入基层编制体制,增加基层医疗编制供给,如江苏省基层医疗改革,参照当地县乡级医院医疗岗位的公务员或者津贴补助,提高基层卫生人员的津贴工资,如海南省提高基层卫生机构人员的津贴补助,如海南省基层医疗改革。 (3)开展家庭医生试点签约,设置基层医疗卫生人员职业晋升专项通道。 当前基层医疗绩效改革重点之一是建立具有中国特色的家庭医生签约改革,实施家庭医疗改革,对于基层医疗卫生人员在职业生涯中另设"绿色通道",实现基层医生职称评审条件,合理放宽基层医生职称晋升中评审条件,扩展其职业发展空间。

续表

主要措施	国家		
	法国	日本	中国
医疗产出	（1）基本医疗保险杠杆。普惠制的基本医疗保险覆盖99.9%的公民，实现基层医疗服务普及。补充医疗保险有效提高贫困人口的医疗服务的公平性，实现了基层医疗服务的公平性。75%的基本医疗保险，12%的补充医疗保险和13%的个人自付比例提供报份额，有效控制医疗费用支出，减少不必要医疗资源的效率性。 （2）医疗人才队伍。专业化体系化的全科医生培养制度很大程度上保障了基层医疗所需的优质的人力资源，基层优质医疗人才供给的可持续性高。据统计，法国全科医生约11.4万人，占医生总数的53%，平均每千人全科医生数为3.23。 （3）薪酬制度。按项目付费和其他多种付费方式的激励，双向选择医疗市场竞争机制的融合既提高了医生提供优质医疗服务以吸引居民签约的积极性，又促进居民首诊下沉基层，医患双方建立起稳定的初级医疗保障医患健康关系，有效保障初级医疗服务的质量公平。	（1）基本医疗保险杠杆。日本通过合理用价格杠杆，约束患者就诊选择，引导患者选择首诊分流作用，实现一次医疗就诊（基层），达到分诊分流就医。按职域负担医保缴费和按经济状况分层次设定报销数额，降低了居民的医疗负担，提升医疗资源的使用效率，减少不必要的医疗支出，实现医疗资源价值性。 （2）医疗人才队伍。日本自治医科大学通过定向招生、定向培养医学人才，经济资助等方式，为日本农村基层培养医学人才。数据显示，自治医科大学毕业生大部分能够按照规定在农村或偏远地区工作，约90%的毕业生回到当地工作的时间约为5年（含研修期2年），有效保障了人才下沉基层的持续性和实效性。 （3）薪酬制度。DPC核算诊疗报酬对于提高医疗服务的全面性和专业性有着积极作用，医师技术费的引进有效测度了医生工作的难易程度，对于激励医生提高专业性和推广医疗新技术有着积极影响，体现实现了医疗服务的普惠性。点数报酬核算制度实现了精细化控制医疗服务，降低了不合理医疗资源的无序浪费，避免了医生及医疗机构提升治疗效率，同时也激励了医生行为发生，等措施和管理秩序。	（1）基本医疗保险杠杆。城乡基本医疗保险参保率超过98%，目前全国覆盖城乡居民人数超过13.5亿。2019年每人每年各级财政补助与个人缴费分别达到520元和250元，总体筹资水平是2009年制度建立伊始的5.9倍。全民医保制度的建立健全，为基层群众看病就医提供了经济保障，因地制宜管控两端，通过医保支付方的不同的诊疗行为，从供需两端实现合理控费。医疗服务方和需求方的首诊下沉基层，有效规范诊疗秩序，同时发力，引导居民首诊行为，调动医疗机构自我规划诊疗，规范诊疗，实现合理控费。 （2）医疗人才队伍。通过全科医生特岗计划、定向医学生培养和转岗培训等措施，有效缓解了当前农村基层医疗人才短缺、供给不足的问题，引入优质医学人才，提高农村基层医疗服务水平和服务效率，为完善乡村卫生人才健康发展前景，与县级医师奠定了良好的基础。 （3）薪酬制度。绩效工资比例和总量的设置，以及建立基层医疗机构负责人考核机制，将负责人绩效总量、自主盘活事业编制名额设置，有力推动基层医疗卫生人员的活力，激发基层事业活力。设置薪酬绩效工资改革措施落实，使基层医疗卫生人员可以享有与当地县级医院同等职业发展前景，与基层医师奠定了良好的基础。动态调整基层医疗服务人员的活力，设置薪酬升专项目标措施落地生效，提高基层整体诊疗能力。

续表

主要措施	国家		
	法国	日本	中国
医疗产出	（4）综合结果。 在政府与市场有机结合的社会保险型医疗模式下，法国医疗整体获得较好产出。首先是期望人均寿命的提高。法国国家统计局公布的数据显示，从1947—2017年来，法国女性预期寿命比1947年增加18.6岁，为85.3岁；男性增加18.3岁，为79.5岁。其中婴儿和老年人死亡率的下降是平均寿命增长的主要因素。2019年WHO公布《世界各国人均寿命排名2019》中，法国人均寿命82.4岁系统排列第九。其次是良好的慢性病防控质量高。2018年，WHO发布全球四大慢性病死亡地图显示，法国慢性病防控工作位居世界前列，与其高效的基层医疗密切相关。	（4）综合结果。 高效的医疗圈层建设体制和精准的诊疗报酬机制使得日本在2015年和2019年凭借"高品质医疗服务"和"医疗负担的平等度"等优势两次蝉联WHO《World Health Report》第一名。日本厚生劳动省2020年7月31日发布的数据显示，日本2019年人均预期寿命连续8年增长。女性人均预期寿命87.45岁，连续5年排名世界第二；男性人均预期寿命81.41岁，连续3年排名世界第三。此外，中国国家癌症登记中心数据显示，中国癌症患者5年生存率为31%，而日本高达82%。这与其完善的基层医保健服务密不可分。	（4）综合结果。 合理的绩效激励制度和医疗保险改革，有效的促进了"强基层"工作开展。基层群众由"看得上病"变为"看得好病"。2018年，基层医疗卫生人员总数达到396.5万人，基层医疗（助理）医师达到130.5万人，比2012年分别增加7.1%和30%，基层医疗诊疗量达到44.29亿人次。从2016年开始，招收培训"3+2"助理全科医生17450人，并有82877人获得全科执业助理医师资格，进一步壮大了农村地区、特别是经济欠发达地区的医疗卫生服务基层的人力资源。同时通过优质服务基层医疗机构建设试点，不断提高基层医疗机构的服务能力和服务质量。

续表

	国家		
主要措施 现存问题	法国	日本	中国
	（1）空间布局、人群密度分布不均。 法国医疗一直遵循自由行医原则，政府不强制性要求开业医疗点地，导致少数贫困地区初级医疗机构匮乏，富裕地区过度集聚的问题。虽有自治区域卫生规划进行政策引导，富裕地区和人群密度仍较为不均匀，尤其是全国布局的空间医疗服务机构会有待提高。 （2）尚未完全实现全科医生和专科医生的资源配置结构。 全科医生和专科医生的绩效薪酬差异大，基层开业医生诊管理上规定全科医生小，甚至开业医生诊薪酬通过23欧元、专科医生27欧元。成为法国基层医疗资源结构扭转出未能分实现全科医生下沉、专科医生上升。 （3）预约候诊时间较长。 由于法国全科医生教育专科医生，日本医学生薪资待遇低于专科医生，因此大多数医学生更倾向于成为专科医生，使得全科预约候诊时间延长，社会对全科预约候诊时间延长，可能会延误病情，不利于患者健康。	（1）农村区域医生分布不均，城乡医疗资源配置不均衡。 在职业发展前景、生活环境等因素影响下，行业流动性大，医生更倾向于到城市就业，虽有医科大学定向培养，但是总体上，城乡之间医务人员分布依旧不均匀。厚生劳动省的调查显示，2016年，日本平均每十万人口中的医生数为240.1人。按地区来看，东京都为304.2人，乌取县为数基本可与东京相媲美，而排名最后的埼玉县，调查结果仅为160.1人。 （2）医生供给数量面临不足。 随着日本人口结构老化和老龄化问题的加剧，日本社会对于医生的需求上升，而医生对出生率持续走低将引发医疗服务供需矛盾问题。日本《朝日新闻》2020年9月21日报道，去年同期增加30万人，达到3617万人历史新高。而且日益增长的健康需求。日本每千人内科专家汤地志一郎，日本内科学会并元清专家人才分析。随着日本高龄化问题的加剧，信息化问题能一直持续到2035年。	（1）医保调控力度不足，倒金字塔形医疗需求结构难以从需求方激励改变。 从当前全国各地医保实践来看，地区医疗报销差距较大，控制在5%～10%范围内，对患者就诊行为的引导性不足，尤其是经济发达地区对需求方激励政策更不敏感。 （2）基层优质医疗资源总量不足，区域间和人才年龄结构失衡。 与城市医疗机构相比，基层医疗机构存在经费不足、人员薪资待遇较低，导致基层医疗长时间招不到优质人才，特别是医疗卫生人员，目前均是靠人才梯队补给现有机制，加之当前基层医疗薪资待遇不好的医疗人员另寻出路，导致现有人员年轻化或数现不愿意驻基层，造成人才断层式稀缺，多数现有医学生流向大城市大医院，导致现有人员年龄结构失衡严重。 （3）区域间医疗资源配置不均衡。 受过去经济发展的配置和历史因素影响，当前呈现金字塔形，城乡医疗资源少，质量低、资源整体利用效率偏低，与城市大医院相比，农村基层医疗资源数量少、资源配置与异差较大、资源配置不均等问题。医疗资源配置呈现金字塔形，资源整体差异大，城乡医疗服务能力差异不均等较高。

　　综合上述农村基层医疗体制改革的措施，以及中国农村医疗体制沿革可知，我国政府致力于消除医疗资源配置的城乡间、区域间不均等化，以解决农村医疗人才队伍等匮乏的问题。法国、日本通过医疗保障体系、人才队伍培养方式、激励政策等途径的政府干预和市场机制等手段，统筹设计农村医疗服务供给机制，消极农村基层医疗体制改革的障碍因素，消除单一供给主体的可能存在的寻租行为，减少卫生资源浪费，提高农村医疗服务的质量和效率。

5 农村基层医疗体制应遵循金字塔结构原理

5.1 农村基层医疗体制构建要遵循客观规律

农村基层医疗体制，是一国或地区政府对医疗资源在农村空间上如何布局以及用什么载体和组织形式来承担资源配置，使医疗服务供给满足农村居民的医疗服务需求的制度安排。医疗体制作为制度安排需对医务人力、设施、费用等各种资源的进行配置，这涉及国民财富的使用方式，医疗体制供给的内容就是对医疗资源的配置。

由前文可知，医疗体制作为社会存在，具有社会性质，在政治、法律、社会心理等的影响下，可能产生负面作用，医疗体制对医疗资源的配置可能存在不尊重客观规律的现象，对资源配置产生扭曲作用，从而受到客观规律的惩罚，阻碍生产力发展。因此改革医疗体制势在必行。农村基层医疗体制作为一种经济体制，同时也是一种社会存在，同样受到包括政治、文化、法律、社会心理等社会意识的深刻影响，从而产生负面作用，使农村基层医疗体制的建设不遵循客观规律的现象出现，从而不能对医疗资源进行有效配置，导致医疗费用飞涨、医保负担加剧、看病难等问题。因此，需要不断对农村基层医疗体制进行改革，以遵循客观规律。

这就要求我们先认识和找寻医疗资源配置的客观规律。农村基层医疗体制的构建和改革要尊重客观规律，扭正对医疗资源的错配的现象，提高资源利用率，解决看病难、卫生费用飞涨等各种问题的根源。

5.2 医疗资源配置的金字塔结构原理

从理论上分析农村基层医疗体制供给的合理状态，为农村基层医疗体制建设和改革提供理论准则是本章的核心内容。

　　医疗体制供给的空间形式实质上是医疗体制对医疗资源配置的空间展开，即分级医疗体制。农村基层医疗体制是分级医疗体制的第一级，跟分级医疗体制是局部和整体的关系。农村基层医疗体制不仅涉及其为农村居民进入持续医疗服务进程的第一环节问题，还涉及医疗体制的资源整合和分级问题。因此，对农村基层医疗体制的研究无法脱离对分级医疗体制整体分布的研究，即医疗资源应当如何在各级展开，以及基层医疗的资源配置在整体中的地位与占比。如前所述，卫生费用、设备、技术等医疗资源是经济资源，组织医疗资源的医疗体制也是一种经济体制，而经济体制必须遵循经济规律，因此要先对医疗体制供给，即医疗资源配置需要遵循的客观规律进行认识。

　　医疗资源配置的客观规律是什么？本章在广泛研究国内外大量医疗相关文献的基础上，提炼出对医疗资源配置的规律性认识，将其概括为医疗资源配置的金字塔结构原理（以下简称"金字塔结构原理"）。这个原理包括三个层次：疾病发生的金字塔分布、医疗需求的金字塔分布和医疗体制供给的金字塔分布。医疗资源配置的金字塔结构原理为医疗体制分级提供理论解释，充分阐释了分级医疗体制中基层医疗应处于主体地位的必然性，为我国农村基层医疗体制如何进行医疗资源配置的空间展开提供了理论依据。

　　农村基层医疗体制是关于医疗资源配置的社会空间覆盖问题，即如何覆盖农村居民中多数患者的医疗体制。我国分级医疗体制的构建始于 1950 年，经过 70 多年努力，已经建立了一个总体上覆盖全体社会成员的医疗体制。但是，农村基层医疗体制不合理，大量医疗资源聚集在城镇二、三级医疗机构，优质医疗资源基本上富集在三级医院，以至于农村基层医疗机构缺医少药，使大量患者的大多数疾患不能在农村基层医疗机构中得到解决，倒过来涌到二、三级医疗机构求诊，造成农村居民看病难、看病贵，卫生成本不断攀升的现象，甚至出现一些农村家庭"因病致贫、因病返贫"的可忧局面。

　　我国农村基层医疗体制窘迫局面形成的根本原因，在于我国分级医疗体制形成于计划经济时期，沿续行政配置资源分配的传统，其影响绵延至今。在首轮医改期间，将国有企业市场化改革的经验引入基层医疗体制改革后，基层医药体制的市场化倾向明显，从放权让利、扩大医疗机构自主权到有偿服务，农村基层医疗服务转向商业化、市场化的道路。人民公社化结束后，合作医疗制度也发生了变革，原本由合作医疗支付的"赤脚"医生大部分退出初级医疗服务队伍，农村医疗保障面和医疗服务可及性大大降低，深入农村提供基层医疗服务的机构大量消失。农村基层医疗在分级医疗体制中的地位弱化，医疗资源逐渐向城镇、大医院集聚，逐步形成倒金字塔形的分级医疗体制布局，使卫生费用飞涨，出现了农村居民看病难、看病贵等一系列问题。

农村基层医疗体制的不合理状态违背了医疗资源配置的客观规律，因此导致我国目前农村基层医疗体制矛盾众多、问题重重，农村基层医疗机构医疗服务效率低下，迫切需要探寻医疗资源配置的客观规律。

5.2.1 三个分布规则

运用相关理论对疾病发生规律、医疗需求结构和医疗体制及其内在关系进行分析，笔者发现医疗资源配置的三个分布规则：疾病发生的金字塔分布、医疗需求的金字塔分布和医疗体制供给的金字塔分布，这三个金字塔形分布规则组成了医疗资源配置的金字塔结构原理。

目前，国内一些研究指出，我国的分级医疗体制是不合理的，这样的分级医疗体制对卫生资源的配置结果，使得我国的卫生资源在配置结构上呈现倒金字塔形或者倒三角形，医生数量、卫生预算等资源配置也呈现不同程度的轻基层、重二三级医院，轻农村医疗机构、重城市大医院的格局，并且医疗资源还在不断向高等级医院富集，使基层医疗机构和大医院之间的资源配置愈发失衡。研究还指出这种医疗体制对卫生资源的扭曲配置，使农村基层医疗服务资源短缺、服务能力不强、不能满足农村地区和城市社区的基本医疗服务需求，导致农村居民看病难、看病贵等社会问题出现。虽然这些研究指出了我国当前分级医疗体制引起的各种社会问题，但很少有研究者从理论上解释为何这样的倒三角形结构的医疗资源配置是不合理的。而且他们一致认为合理的金字塔形或正三角形的医疗资源结构和分级医疗体制，同样也未从理论上解释其合理性何在。2014 年 9 月 29 日，北京市人民政府发布《关于继续深化医药卫生体制改革的若干意见》，提出按服务功能建立金字塔形的分级医疗服务体制，调整大型医院诊疗结构，逐步大幅度压缩普通门诊，提高急难重症诊疗水平；使基层医疗卫生机构承担为居民治疗常见病、慢性病，重症康复等功能，明确金字塔形的分级医疗体制的改革方向。然而，相较于国内的医疗卫生资源配置现状而言，关于医疗体制供给金字塔分布的理论依据的相关论述仍然很匮乏或者不够充分。

本章运用前述相关理论对疾病发生规律、医疗需求结构和医疗体制及其内在关系进行分析，得出的医疗资源配置的金字塔结构原理为医疗体制分级提供了理论解释，充分阐释了医疗体制供给中基层医疗应处于主体地位的必然性，为改革我国农村基层医疗体制医疗资源的配置提供了理论依据。

5.2.2 疾病发生的金字塔分布

疾病发生的金字塔分布是疾病与患者之间关系的一种信息结构的呈现，即在一定范围内的人群中，所有疾病分成常见病多发病、一般复杂疾病和罕见病三类疾病，从三类疾病发生的频繁程度来看呈金字塔分布，即常见病多发病患者最多，一般复杂疾病患者较少，罕见病患者最少。这是疾病发生的客观规律。

医学的核心内容是研究人的生物学特性，以此分析疾病和健康。由于人的自然属性——生物因素是现代医学模式的基础，因此，社会对医疗制度的安排，不可避免地受到人类疾病发生的自然规律的影响。《阿拉木图宣言》指出初级卫生保健（包括基层医疗和公共卫生）的提供应基于流行病学、生物医学等科学研究基础之上；《1993 年世界发展报告》指出一国或地区基层医疗服务包的内容应根据流行病、地方偏好、收入来确定。人类社会对医疗制度的安排，必须尊重人的生物学特性，即遵从流行病学、疾病谱、死因谱等研究发现的人类疾病发生的客观规律。

医学对人类疾病发生与流行的研究，一般通过统计方法来循证，揭示疾病发生的一般性规律。尤其需要注意的是，关于医学的任何决策不能单纯依靠经验和直觉，都要建立在证据的基础上。

常用的疾病发生指标包括患病率、发病率等，医疗卫生研究一般通过疾病在地区、时间、人群中的分布和变化情况来研究疾病的发生规律。本章运用流行病学中常用的疾病发生指标对疾病在全球总体水平、世界各国的地区分布、我国数十年间的时间分布情况进行数据分析，获得疾病发生证据，揭示了人类疾病发生的一般性规律。

5.2.2.1 全球疾病发生的金字塔分布

运用疾病发生指标对全球和我国的疾病发生情况进行分析。

医疗服务研究对"患病"的定义，较为客观地反映了疾病发生情况，包括以下三种情况：其一，自觉身体不适，去医疗机构就诊治疗；其二，自觉身体不适，未去医疗机构诊疗，但自服药物或采取了辅助治疗；其三，自觉身体不适，未去就诊治疗，也未采取自服药物或辅助治疗，但因身体不适休工、休学或卧床一天及以上。

患病率，也称流行率，是特定时间内一定人群中某种疾病新旧病例所占的比例，包括从过去一直存续到观察期内的旧病例和观察期内的新发病例之和在一定人群所占的比例。患病率是从横断面调查获得的疾病发生的频率，是衡量疾病流行情况的常用指标之一。

世界卫生组织出版的《国际疾病分类》（第 10 版修订版），指出全世界发现的疾病总共有 26000 多种。发表在《柳叶刀》上的报告研究了全球疾病发生情况，通过对全球 191 个国家疾病的患病率分析，指出 2016 年全球患病率前三大疾病包括恒牙龋齿、潜伏性结核感染、紧张型头痛，患病率分别达到 33.9%、31.8%、26.5%，这三类常见病在全球人群中的平均患病率达到 30.7%。全球前三大常见病的患病病例数达 62.4 亿，而前十大常见病的患病病例数为 123.04 亿。

全球共约 7000 种罕见发生的疾病，罕见发生的疾病一般指患病人数占总人口 0.065%~0.01% 的疾病。全球约 7000 种罕见病的患病病例总数约 3 亿，全球 7000 多种罕见病的患病率之和为 4.0%。

根据《柳叶刀》和其他文献对疾病在全球患病[①]情况的统计，将各种疾病在全球的年患病病例数由多到少排列，并以 10 种疾病为一组（图 5-1）。第一组为恒牙龋齿、潜伏性结核感染、紧张型头痛等全球患病率最高、患病病例最多的 10 种疾病，即流行率最高、最常见的疾病；第二组为患病率次高的 10 种疾病；最后一组为患病率最低、最罕见的 10 种疾病。可以观察到 2016 年全球疾病患病病例数呈金字塔分布。

由图 5-1 可知，采用患病率、患病病例数等指标对全球疾病发生情况进行分析，疾病发生情况呈金字塔形的分层排列，并且人群的患病率高度集中于常见病。而全球 7000 多种罕见病的年患病病例数之总和，尚不及 1 种常见病如潜伏性结核感染的年患病病例数的 20%。

---

① 一位病人在同一时点可能患有两种或两种以上疾病，例如同时患有恒牙龋齿和紧张型头痛，在患病病例统计时这位病人的恒牙龋齿和紧张型头痛，按照医学研究统计常规分别计入恒牙龋齿和紧张型头痛的病例数，是两个不同的患病病例。

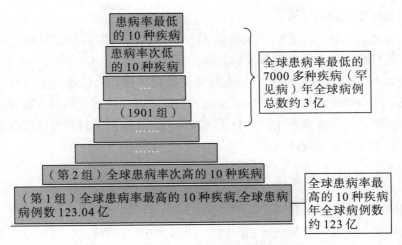

图 5-1 全球疾病患病病例数的金字塔分布

换言之，常见病多发病与每个普通居民、普通家庭息息相关。以恒牙龋齿这一疾病来看，2016 年全球患病率达到 33.9%，以中国和美国家庭平均人口数分别为 3.02 人和 2.54 人看，平均每个家庭就有 1 位恒牙龋齿患者。糖尿病也是疾病发生率很高的疾病，2016 年全球约有 3.83 亿患病病例，全球糖尿病患病率为 5.3%。糖尿病的患病病例已超过全球 7000 余种罕见病患病病例的总和。这些疾病是涉及每个居民、在日常生活中极为常见的疾病。而渐冻症（肌萎缩侧索硬化症）全球年患病率为 5/100000（即 0.005%），全球每年约有 36 万患病病例增加。全世界恒牙龋齿的患病率约为渐冻症的 6780 倍，即全球每 1 个家庭就有 1 个恒牙龋齿患者，而每 2 万人中才会出现 1 位渐冻症患者。

运用患病率、发病率等疾病发生指标对全球疾病发生情况进行分析，因此，疾病按其流行程度和常见性可分为三类：常见病多发病，一般复杂疾病，罕见病。其具体定义如下：

常见病多发病，是患病率或发病率较高，日常生活中比较多见，疾病发生具有普遍性的疾病。全球的常见病多发病除恒牙龋齿、潜伏性结核感染等，还包括心血管疾病、糖尿病以及一些慢性呼吸系统疾病等。这些常见病多发病中的一种疾病在全球的年患病病例数甚至超过所有罕见病全球患病病例的总和。目前，全球公认的常见病多发病有数百种。

罕见病，是指患病率或发病率极低，流行程度极低的疾病。世界卫生组织将罕见病定义为，患病人数占总人口 0.065%~0.01% 的疾病。目前，世界已知的罕见病约 7000 余种。罕见病一般为慢性非传染性疾病，而 80% 的罕见病是由先天性遗传缺陷导致。

一般复杂疾病，是患病率或发病率介于常见病多发病和罕见病之间的疾病，其流行程度低于常见病多发病，高于罕见病。

由 2016 年的全球疾病发生和流行调研数据可知，全球疾病发生存在这样的特征：从全球疾病总患病率和总患病人数看，常见病多发病到一般复杂疾病再到罕见病，三类疾病发生呈现分层递减分布，疾病的流行程度逐层降低、在生活中的常见性也逐渐降低。

5.2.2.2 我国疾病发生的金字塔分布

用疾病发生指标对我国疾病发生尤其疾病发生的时间分布进行分析，发现从常见病多发病到一般复杂疾病再到罕见病，三类疾病的患病病例数在总病例数中的占比呈现逐层减少的金字塔分布，在一定范围内全部人群中，常见病多发病患者最多，一般复杂疾病患者较少，罕见病患者最少。三类疾病的发生情况呈现金字塔分布。

1. 2003 年我国疾病发生的分布情况

2003 年，我国进行了第三次国家卫生服务调查。根据全国两周患病率[①]调研统计，五类最常见疾病包括慢性呼吸系统疾病、循环系统疾病、消化系统疾病、肌肉骨骼和结缔组织疾病、损伤和中毒的两周患病率依次位居所有疾病的前五位。2003 年我国疾病两周患病病例数占比分布如图 5-2 所示。其中，五类最常见疾病患病病例数占总患病病例数的绝大多数（82.9％）。其中，最常见的九种疾病包括急性上呼吸道感染、高血压病、糖尿病、脑血管病、心脏病、急性胃炎、类关节炎、慢性支气管炎、胆囊疾病，占总患病病例数的63.6％。一般复杂疾病的两周患病病例数占两周总病例数的 15.4％，而包括罕见病在内的其他疾病仅占 1.7％。

----

① 由于回顾性调查常存在偏倚，为减少偏倚，世界各国常采用前两周内的患病情况来估算患病率。两周患病率是调查居民中两周内患病人次数与调查总人数之比。该调查的两周患病率包括两周内新发病例、两周前发病持续到两周内的病例和已有慢性病持续到两周内的病例。

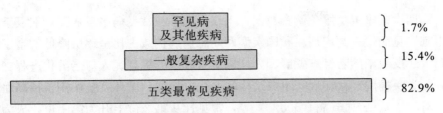

图 5-2　2003 年我国疾病两周患病病例数占比分布

2003 年的国家卫生服务调查显示，虽然在五类最常见疾病中，循环系统疾病的患病率从 1998 年的第 3 位上升至 2003 年的第 2 位，但最常见疾病的两周患病病例数占总患病病例数的绝大多数。从常见病多发病到一般复杂疾病再到罕见病，三类疾病在我国疾病两周患病病例数占比分布呈逐层减少的显著金字塔分布，全国病例数中五类最常见疾病的患病病例构成金字塔的塔底，罕见病及其他疾病只占据金字塔的微小塔尖部分。

2. 2008 年我国疾病发生的分布情况

2008 年的第四次国家卫生服务调查显示，流行程度最高的五类最常见疾病包括循环系统疾病（两周患病率 50.3‰），呼吸系统疾病（两周患病率 47.8‰），消化系统疾病（两周患病率 26.4‰），肌肉骨骼和结缔组织疾病（两周患病率 25.0‰），内分泌、营养和代谢疾病（7.4‰），其两周患病率依次位居所有疾病的前五位。2008 年我国疾病两周患病病例数占比分布如图 5-3 所示。其中，五类最常见疾病的两周患病病例数仍然占总患病病例数的绝大多数（83.2%）。最常见的九种疾病（急性上呼吸道感染、高血压病、糖尿病、脑血管病、心脏病、急性胃炎、类关节炎、慢性支气管炎、胆囊疾病）占总患病病例数的 63.6%，与 2003 年的数据水平相同。此外，一般复杂疾病占两周总病例数的 14.8%，包括罕见病在内的其他疾病仅占 2.0%。

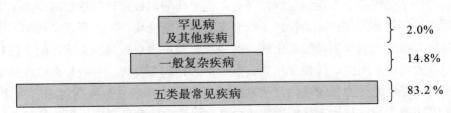

图 5-3　2008 年我国疾病两周患病病例数占比分布

第四次国家卫生服务调查数据，不仅反映了从常见病多发病到一般复杂疾病再到罕见病，三类疾病在我国疾病两周患病病例数占比呈逐层降低的金字塔分布，还反映了随着经济发展、人均国民总收入的提高、人口老龄化进程加快等，各类疾病内部存在疾病组成结构的变化。例如，循环系统疾病包括高血压病（31.4‰）、脑血管病（5.8‰）等，常见性从第2位上升为第1位，成为我国最常见的疾病种类。

3. 2013年我国疾病发生的分布情况

2013年，第五次国家卫生服务调查展开。根据全国两周患病率统计，五类最常见疾病包括循环系统疾病，呼吸系统疾病，内分泌、营养和代谢疾病，肌肉骨骼和结缔组织疾病，消化系统疾病的两周患病率依次位居所有疾病的前五位。2013年我国疾病两周患病病例数占比分布如图5-4所示。其中，五类最常见疾病患病病例数占总患病病例数的绝大多数（90.3%）。内分泌与营养和代谢疾病的两周患病率相对2008年增长了近3倍，常见性从2008年的第5位上升为第3位。一般复杂疾病和罕见病等在内的其他疾病患病病例共同占9.7%。

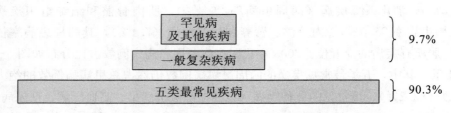

图5-4　2013年我国疾病两周患病病例数占比分布

由2003年到2013年的国家卫生服务调查数据可知，从常见病到一般复杂疾病再到罕见病，三类疾病在我国疾病两周患病病例数占比呈逐层减少的金字塔分布。尽管疾病结构随着经济、社会发展而不断变化，一些原本患病率不高的疾病转变为患病率很高的常见病，而一些曾经患病率较高的疾病逐渐从流行降至散发，甚至消失，如血吸虫病。但无论常见病多发病、一般复杂疾病或罕见病的内部组成结构如何变化，从常见病多发病到一般复杂疾病再到罕见病，三类疾病发生频次总体上呈现逐层减少且在居民中的常见程度逐层降低的金字塔结构特征没有改变。五类最常见疾病的患病病例数始终占总患病病例数的绝大多数，数千种罕见病的总患病病例数只占据金字塔的微小塔尖部分。

5.2.2.3 经济发展因素和疾病结构变化的相关性分析

从全球和我国 20 年间的疾病发生指标可以发现，常见病多发病、一般复杂疾病、罕见病三类疾病的发生分布呈显著金字塔结构。

如前文所述，医学与人的生物学特征紧密相关，因此关于医学的任何决策都必须以人的生物学特征导致的疾病和健康客观存在为基础，不能想当然地制定医学相关决策如对医疗体制的设计构建等。而人的生物学特性包括疾病发生是受到人类社会发展、经济发展、生态变化等因素的影响，人的生物学特征的改变会引起疾病结构的变化。以我国 20 年间 3 次国家卫生服务调查的统计数据为例，常见病多发病、一般复杂疾病、罕见病三类疾病发生的分布情况都呈现金字塔结构，但各大类疾病的内部构成可能随着国家发展、人民收入水平的提高等发生变化。

下面从社会经济发展因素对疾病结构的影响进行分析，主要以人均国民总收入对疾病结构的影响进行相关性分析，以说明不同国家自身经济社会发展等因素对疾病结构的影响，从而构建适合各国农村疾病发生现状的农村基层医疗体制。

首先，表 5-1 为 29 个国家人均国民总收入和不同疾病死因构成占比。

表 5-1　29 个国家人均国民总收入和不同疾病死因构成占比

序号	国家	2014 年人均国民总收入（千美元）	传染性、孕产妇、围生期疾病和营养疾患的死因构成占比（%）	心血管疾病、癌症、慢性呼吸系统疾病和糖尿病 4 种非传染性疾病的死因构成占比（%）
1	澳大利亚	64.84	3	70
2	美国	55.20	6	65
3	日本	42.00	13	67
4	德国	47.64	5	74
5	法国	43.08	6	65
6	以色列	34.99	9	64
7	意大利	34.28	4	75
8	韩国	27.09	8	64
9	塞浦路斯	26.37	4	74
10	希腊	22.09	6	82

序号	国家	2014 年人均国民总收入（千美元）	传染性、孕产妇、围生期疾病和营养疾患的死因构成占比（%）	心血管疾病、癌症、慢性呼吸系统疾病和糖尿病 4 种非传染性疾病的死因构成占比（%）
11	巴哈马	21.01	20	58
12	阿根廷	14.56	11	66
13	巴西	11.76	13	60
14	墨西哥	9.98	11	56
15	中国	7.38	5	81
16	白俄罗斯	7.34	3	79
17	南非	6.80	48	34
18	斐济	4.54	12	67
19	菲律宾	3.44	25	54
20	危地马拉	3.44	34	34
21	埃及	3.28	11	65
22	尼日利亚	2.95	66	13
23	洪都拉斯	2.19	23	48
24	印度	1.61	28	48
25	柬埔寨	1.01	37	43
26	津巴布韦	0.86	62	23
27	海地	0.83	42	37
28	埃塞俄比亚	0.55	60	19
29	中非共和国	0.33	73	14

（1）人均国民总收入和传染性、孕产妇、围生期疾病和营养疾患死因构成占比的相关性分析。

设变量 x 为人均国民总收入，变量 y_1 为传染性、孕产妇、围生期疾病和营养疾患死因构成占比，可画出 29 个国家的 x、y_1 值的散点图（图 5-5）。

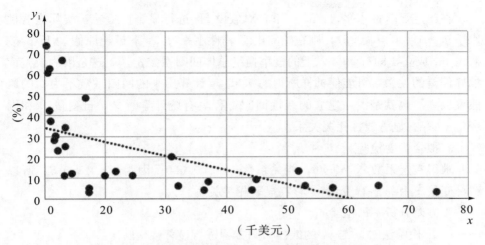

图 5—5　各国人均国民总收入和传染性、孕产妇、
围生期疾病和营养疾患的死因构成占比散点图

29 个国家的传染性、孕产妇、围生期疾病和营养疾患的死因构成占比数据是从全世界 195 个国家疾病的死因构成占比集合中抽取的样本得来的。假设人均国民总收入（x）和传染性、孕产妇、围生期疾病和营养疾患死因构成占比（y_1）两变量间存在线性相关关系。具体验证步骤如下：

①求得线性回归方程。

$$y_1 = \frac{-0.676x + 33.934}{100} (y_1 \geqslant 0，x \geqslant 0)$$

②回归系数的显著性检验（t 检验）。

由于 29 个国家的传染性、孕产妇、围生期疾病和营养疾患死因构成占比为抽取的样本得出，因此可能发生以下情况，总体回归系数 ρ 实际上为 0（即总体上人均国民总收入和传染性、孕产妇、围生期疾病和营养疾患死因构成占比没有相关性），但因为误差或抽样偏差的关系，可能使样本所得的 x 和 y_1 计算出来的总体回归系数不为 0，所以需要进行回归系数的显著性检验。

提出以下两个假设。

H_0：总体回归系数 $\rho = 0$（也就是说，总体上人均国民总收入和传染性、孕产妇、围生期疾病和营养疾患死因构成占比没有相关关系）；

H_1：总体回归系数 $\rho \neq 0$（也就是说，总体上人均国民总收入和传染性、孕产妇、围生期疾病和营养疾患死因构成占比有相关关系）。

在给定显著性水平 $a=0.01$ 下，对假设 H_0 进行显著性检验，实际显著性水平 $p=0.00045<0.01$，则在给定的显著性水平 0.01 下拒绝原假设 H_0。故假设 H_1 成立，即有 99％以上的概率拒绝总体回归系数 $\rho=0$，这是因为误差或抽样偏差的关系，可能使抽样所得的 x 和 y_1 计算出来的回归系数不为 0 的原假设成立。也就是说，建立的线性回归方程具有统计学意义，自变量 x 和因变量 y_1 存在显著线性相关关系。

③拟合优度检验。

求得判定系数 $r^2=0.36$，相关系数 $r=-0.600$。因为 $|r|>0.5$，所以解释变量 x 和被解释变量 y_1 存在显著相关关系。

④方差分析（F 检验）。

用 F 检验法对 x 与 y_1 的线性回归方程进行显著性检验。

两个假设如下：

$$H_0: \rho=0$$

$$H_2: \rho \neq 0$$

计算检验统计量 $F=15.785$。

在确定显著水平 $a=0.01$ 条件下，根据分子自由度 1 和分母自由度 28 找到临界值 $F_{0.01}(1, 28)=7.74$。

$F>F_{0.01}(1, 28)$，拒绝原假设 H_0。

由 F 检验法可知，x 与 y_1 的线性相关关系是显著的，且它们之间的关系式为：$y_1=\dfrac{-0.676x+33.934}{100}$。

因此，相关系数 $r=-0.600$，$|r|>0.5$，进行 t 检验，$p=0.00045<0.01$，进行 F 检验，检验统计量 F 值大于临界值。因而，各国的传染性、孕产妇、围生期疾病和营养疾患死因构成占比（y_1）和人均国民总收入（x）存在显著负线性相关关系。

（2）人均国民总收入和心血管疾病、癌症、慢性呼吸系统疾病、糖尿病 4 种非传染性疾病死因构成占比的相关性分析。

设变量 x 为人均国民总收入，变量 y_2 为心血管疾病、癌症、慢性呼吸系统疾病和糖尿病的死因构成占比，可画出 29 个国家的 x、y_2 值的散点图（图 5-6）。

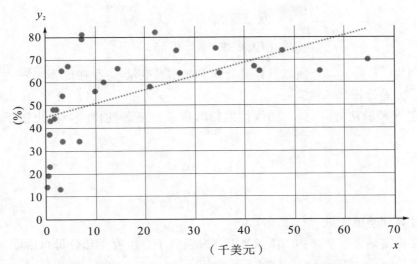

图 5-6　各国人均国民总收入和心血管疾病、癌症、慢性呼吸系统疾病、糖尿病的死因构成占比散点图

假设 x 和 y_2 两变量间存在线性相关关系。具体验证步骤如下：

①求得线性回归方程 $y_2 = \dfrac{0.601x + 44.683}{100}$ $(y_2 \geqslant 0,\ x \geqslant 0)$。

②回归系数的显著性检验。

由（1）可知，回归系数需要进行相关关系的显著性检验，所以提出以下两个假设。

H_0：总体回归系数 $\rho = 0$（也就是说，总体上人均国民总收入和心血管疾病、癌症、慢性呼吸系统疾病、糖尿病的死因构成占比没有相关关系）；

H_1：总体回归系数 $\rho \neq 0$（也就是说，总体上人均国民总收入和心血管疾病、癌症、慢性呼吸系统疾病、糖尿病的死因构成占比有相关关系）。

在给定显著性水平 $a = 0.01$ 下对 H_0 进行显著性检验，实际显著性水平 $p = 0.001 < 0.01$，则在给定的显著性水平 0.01 下拒绝原假设 H_0。故假设 H_1 成立，即有 99% 以上的概率拒绝原假设总体回归系数 $\rho = 0$，这是因为误差或抽样偏差的关系，可能使抽样所得的 x 和 y_2 计算出来的回归系数不为 0 的原假设成立。也就是说，建立的线性回归方程具有统计学意义。自变量 x 和因变量 y_2 存在显著线性相关关系。

③拟合优度检验和相关系数。

对样本回归直线和样本观测值拟合程度的检验：

$$判定系数\ r^2 = 0.317$$

$$相关系数\ r = -0.563$$

因为 $|r| > 0.5$，所以解释变量 x 和被解释变量 y_2 存在显著相关关系。

④方差分析（F 检验）。

用 F 检验法对 x 与 y_2 的线性回归方程进行显著性检验，提出以下两个假设：

$$H_0: \rho = 0$$

$$H_2: \rho \neq 0$$

计算检验统计量 $F = 12.977$。

在确定显著水平 $a = 0.01$ 条件下，根据分子自由度 1 和分母自由度 28 找到临界值 $F_{0.01}$ （1，28）$= 7.74$。

因为 $F > F_{0.01}$ （1，28），所以有 99% 以上的概率拒绝原假设 H_0，即原假设 H_2 成立。

由 F 检验法可知，x 与 y_2 的线性相关关系是显著的，且它们之间的关系式为：$y_2 = \dfrac{-0.601x + 44.683}{100}$。因此，从相关系数 $|r| > 0.5$ 和对线性方程的拟合优度检验可知，各国的心血管疾病、癌症、慢性呼吸系统疾病、糖尿病 4 种非传染性疾病的死因构成占比（y_2）和人均国民总收入（x）之间存在显著正线性相关关系。

综上，从各国的人均国民总收入和各类疾病的死因构成占比的相关性分析看，各国的心血管疾病、癌症、慢性呼吸系统疾病和糖尿病这 4 种主要非传染性疾病的死因构成占比与人均国民总收入呈正线性相关关系；而传染性、孕产妇、围生期和营养疾患的死因构成占比与人均国民总收入呈负线性相关关系。因此，我国可以根据农村居民的人均国民总收入水平和常见病多发病的疾病种类构成变化，构建适合我国农村疾病发生现实的农村基层医疗体制。

5.2.2.4 同一病种在疾病自然史不同阶段的发病分布

前文阐释了不同种类疾病的疾病发生分布。事实上，对于一种疾病，其自身也有发生和演变的阶段，医学上通常将其称为疾病自然史。疾病自然史，是指在没有任何干预的情况下，疾病自然发生和演变的过程，一般分为生物学发病期、亚临床期、临床期和结局四个时期。因此，同一种疾病有不同的分期或分级，一般分为四期，分级越高病情越重，疾病的预后越差。观察分析疾病自然史可知，同一种疾病进程越靠后，其患者数越少。这是因为任何一种疾病，以某一时点处于该病发病期的患者数为基数，总有一定比例患者进入下一个疾病进程前会自然痊愈或稳定在该分期不再恶化，所以进入下一个疾病发展阶段的患者数总是低于本阶段。由于疾病自然史一般将疾病进程分为四期或四级，因此，在没有任何医疗干预条件下，一种疾病处于疾病进程一、二、三、四期（阶段）的患者数随分期升高而减少，即同一病种的不同分期患者数呈现金字塔分布；而对于一个国家或地区的所有疾病而言，所有疾病处于疾病进程第一阶段的总体患者数＞处于疾病进程第二阶段的总体患者数＞处于疾病进程第三阶段的总体患者数＞处于疾病进程第四阶段的总体患者数。

5.2.3 医疗需求的金字塔分布

人的疾病发生情况是由人的自然属性——生物学特性所决定，流行病学、疾病谱中对疾病发生的统计研究揭示的疾病发生规律，是不以人的意志为转移的客观规律。而人的医疗服务需求（以下简称"医疗需求"）是与疾病的发生情况相对应的，疾病发生的金字塔分布决定着医疗需求的金字塔分布。医疗需求的金字塔分布是指，一定范围内的全部人群中对常见病多发病、一般复杂疾病和罕见病三类疾病具有医疗需求的患者数呈金字塔分布，即常见病多发病就诊患者数最多，一般复杂疾病就诊患者数较少，罕见病就诊患者数最少。

在医疗服务中，医疗需求受多种因素的影响，调研数据表明，影响医疗服务需求最重要的因素是医疗服务价格。而且，由于医疗服务中第三方支付的存在，因此医疗服务实际价格水平也受第三方支付的影响。

5.2.3.1 第三方支付全额覆盖条件下

在第三方支付全额覆盖医疗服务支出的条件下，医疗需求与疾病发生基本一一对应。尽管医疗服务价格水平影响医疗服务需求量，但由于医疗服务中第三方支付（社会医疗保险或政府公费医疗）的存在，当医疗服务在第三方支付全额覆盖条件下，消费者的医疗服务需求量对医疗服务价格完全无反应，即医疗服务需求对价格完全无弹性，医疗服务的需求量不会随着医疗服务价格的变化而变化。此时可以认为医疗需求与疾病发生基本一一对应，即患病的人们不会因医疗服务价格水平高低而放弃对医疗服务的使用。在此条件下，一定时期内的疾病发生数（一般用患病病例数①衡量）可以完全反映一定时期内的医疗需求量。

如前所述，疾病发生数总是呈现金字塔分布。假设一个国家或地区的一定时期内疾病发生数量分布如图5－7所示。

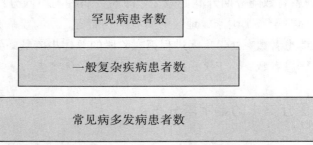

图5－7　一定时期内的疾病发生数量分布

那么在该国家或地区实行第三方支付全额覆盖医疗服务支出的条件下，患者不会因为医疗服务价格水平高低而放弃对医疗服务的利用，医疗需求与疾病发生完全对应，则该国家或地区一定时期内医疗需求量结构和疾病发生数的分布图完全一致，如图5－8所示。在该条件下，可设 D_1＝常见病多发病的医疗需求，D_2＝一般复杂疾病的医疗需求，D_3＝罕见病的医疗需求。

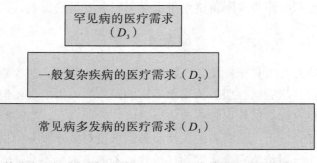

图5－8　第三方支付全额覆盖条件下一定时期内的医疗需求结构

---

① 此处的患病病例数仍然包括以下三种情况：（1）自觉身体不适，去医疗单位就诊治疗；（2）自觉身体不适未去医疗单位诊疗，但自服药物等；（3）未去就诊治疗或自服药物等，但休工、休学一天及以上。

5.2.3.2 患者有一定自付比例条件下

1. 患者对所有疾病有相同自付比例条件下

在第三方非全额支付医疗服务费用，患者有一定自付比例条件下，一部分患者会放弃对医疗服务的使用，但这并不影响医疗需求仍然呈现金字塔形结构。全世界除英国等极少数实行国家公费医疗的国家或地区，绝大部分国家或地区未对医疗服务实行第三方支付全额覆盖。因此，当患者对医疗服务费用有一定的自付比例时，患者对医疗服务的需求量是会受到医疗服务价格的影响。最常见的就是一部分患病的人群会因无法支付医疗服务费用而放弃对医疗服务的使用。如果患者对所有疾病有相同自付比例，那么医疗需求量与疾病发生数不是完全一一对应的，而是按固定比例对应的。假设此时患病病例中未使用医疗服务的患者平均占比为 p'，即在一定医疗服务价格水平和患者一定自付比例条件下，一个国家或地区一定时期内实际医疗需求（就诊数）在总患病病例数中的平均占比为 $1-p'$，设该条件下 $D_1'=$ 常见病多发病的医疗需求，$D_2'=$ 一般复杂疾病的医疗需求，$D_3'=$ 罕见病的医疗需求，则 $D_1'=D_1\times(1-p')$，$D_1'=D_2\times(1-p')$，$D_1'=D_3\times(1-p')$。在患者有一定自付比例条件下，该国家或地区一定时期内医疗服务需求结构如图 5-9 所示，虚线右侧深色部分是在该医疗服务价格水平和患者自付比例下，一定时期内三类疾病发生数对应的医疗需求。从图 5-9 中可以看出，在患者有一定自付比例条件下的医疗需求仍然呈现金字塔形结构，即常见病多发病的医疗需求数量上最大，一般复杂疾病次之，罕见病的医疗需求在数上最小，且三类疾病的医疗需求在总医疗需求中的占比与各类疾病发生数在疾病发生总数中的占比基本一致。在该条件下，三类疾病的医疗需求呈现金字塔结构，且金字塔结构中各层的比例与疾病发生数量的金字塔分布基本对应。

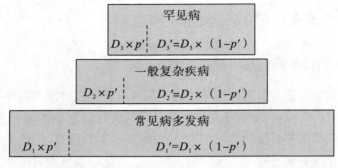

图 5-9　患者有一定自付比例条件下一定时期内的医疗需求结构

2. 患者对不同疾病有不同自付比例条件下

目前，世界大多数国家为社会保险体制国家，如德国、法国、中国等。采取社会医疗保险体制的国家或地区，一般对不同疾病有不同的社会医疗保险支付比例。社会医疗保险体制国家或地区一般将本国或地区的常见病多发病纳入社会医疗保险基本服务内，对常见病多发病的社会医疗保险支付平均水平相对较高，而对一般复杂疾病、绝大多数罕见病的社会医疗保险支付平均水平相对较低。在这些国家或地区，患者对常见病多发病、一般复杂疾病和罕见病的自付比例逐渐上升。而自付比例的高低会影响患者对医疗服务的使用，一般而言，患者自付水平越高，患病病例中放弃对医疗服务使用的比例越高。例如，我国在 1993 年的第一次国家卫生服务调查显示，我国享受公费（自付比例基本为零）、劳动保险（自付比例相对较低）、合作医疗居民（自付比例相对最高）的两周就诊率分别为 22.31%、18.25% 和 15.67%。医疗需求比（以两周就诊率之比表示）为 1∶0.82∶0.70。假设 p_1'' 为常见病多发病患病病例中未使用医疗服务的患病病例占比，p_2'' 为一般复杂疾病患病病例中未使用医疗服务的患病病例占比，p_3'' 为罕见病患病病例中未使用医疗服务的患病病例占比，则在社会医疗保险体制的国家或地区通常是 $p_1'' < p_2'' < p_3''$。设该条件下 $D_1''=$ 常见病多发病的医疗需求，$D_2''=$ 一般复杂疾病的医疗需求，$D_3''=$ 罕见病的医疗需求。社会医疗保险体制国家或地区三类疾病的医疗需求结构则如图 5-10 中虚线右侧部分。

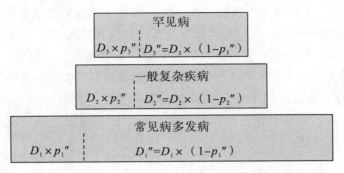

图 5－10　社会保险体制下三类疾病的医疗需求结构

由图 5－10 可知，三类疾病的发生数量呈现金字塔分布，且社会医疗保险体制下三类疾病的自付比例逐层增加，患病病例放弃对医疗服务使用比例的大小关系为 $p_1'' < p_2'' < p_3''$。因此，最终三类疾病的医疗需求结构呈现金字塔，并且该金字塔的第一层的比例较之疾病发生数量分布的金字塔结构的第一层中的比例更高，即下重上轻的金字塔特征更加显著。

由此可知，社会医疗保险体制下三类疾病的医疗需求结构呈现金字塔形，且金字塔结构中各层的比例与三类疾病发生数量分布的金字塔分布基本对应或者下重上轻的金字塔特征更加显著。如前所述，在世界各国疾病发生的一般性规律中，由于常见病多发病疾病发生数在疾病发生总数中的贡献率一般在 50％以上，因此，居民常见病多发病的医疗需求在医疗总需求中的占比也相应在 50％以上。

在医疗需求的实际研究中，医疗需求常用就诊率等指标来衡量。我国在 2003 年的第三次国家卫生服务调查显示，调查地区居民的疾病发生率（以两周患病率衡量）为 14.3％，调查地区居民的医疗需求（以两周就诊率衡量）为 13.4％，因此，约有 6％的患病病例未利用医疗服务（即未就诊比例为 6％）。2003 年，五类最常见疾病、一般复杂疾病和包括罕见病在内的其他疾病的疾病发生数（患病病例数）在疾病发生总数中的占比分别为 82.9％、15.4％、1.7％（图 5－11），三者之比为 1∶0.19∶0.02，疾病发生呈金字塔分布。而五类最常见疾病、一般复杂疾病和包括罕见病在内的其他疾病的就诊病例数在总就诊病例数中的占比分别为 81.7％、17.0％、1.3％（图 5－12），三者之比为 1∶0.21∶0.02，医疗需求也相应呈现金字塔分布。尽管有一部分患者未利用医疗服务，但疾病发生占比的金字塔结构与医疗需求占比的金字塔结构基本一致，各类疾病的疾病发生比例和医疗需求比例存在对应关系。由图5-11和图5-12以及调查数据可知，2003年，五类最常见疾病的医疗需求占医疗总需求的80％以上，与五类最常见疾病的疾病发生在三类疾病发生总数中的占比基本一致，其中急性上呼吸道感染、急性胃炎、心脏病、高血压病、慢性支气管炎、类关节炎等9种最常见疾病的医疗需求在医疗总需求中的占比达62％，与9类最常见疾病发生数在三类疾病发生总数中的占比（63.6％）基本一致。2003年，我国三类疾病的发生数和医疗需求之间呈现为占比基本一致的金字塔结构。

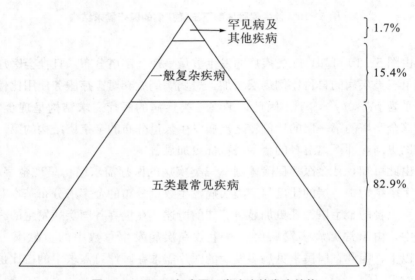

图 5-11　2003 年我国三类疾病的发生结构

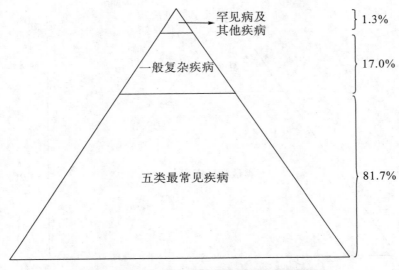

图 5-12　2003 年我国三类疾病的医疗需求结构

　　我国在 2008 年的第四次国家卫生服务调查显示，调查地区居民两周患病率为 18.9%，调查地区居民的医疗需求（以两周就诊率衡量）为 14.5%，患病病例中有 77% 的病例发生医疗需求，却有高达约 23% 的患病病例未使用医疗服务（患病病例未就诊比例为 23%）。调研表明，患病病例未就诊的最主要的两个原因：一是因医疗服务价格太贵或经济困难而未就诊；二是病人自感病轻认为不需要治疗。尽管一部分患病病例受医疗服务价格等因素的影响未利用医疗服务，但这并不影响医疗需求的金字塔形分布。2008 年，五类最常见疾病、一般复杂疾病和包括罕见病在内的其他疾病的疾病发生数（患病病例数）在疾病发生总数中的占比分别为 83.2%、14.8%、2.0%（图 5-13），三者之比为 1∶0.18∶0.02，呈现金字塔分布。而 2008 年三类疾病的医疗需求同样呈现金字塔结构，五类最常见疾病就诊病例数、一般复杂疾病就诊病例数和包括罕见病在内的其他疾病就诊病例数在总就诊病例数中的占比分别为 81.9%、16.5%、1.6%（图 5-14），三者之比为 1∶0.20∶0.02。尽管约有 23% 的患病病例未使用医疗服务，但三类疾病发生数及其医疗需求的金字塔分布基本一致，三类疾病的发生数占比和医疗需求占比之间存在对应关系。其中，五类最常见疾病的医疗需求占医疗总需求的 80% 以上，急性上呼吸道感染、急性胃炎、心脏病、高血压病、慢性支气管炎、类关节炎等 9 种最常见疾病的医疗需求在医疗总需求中的占比达 65%，与其疾病发生数在疾病发生总数中的占比基本一致。

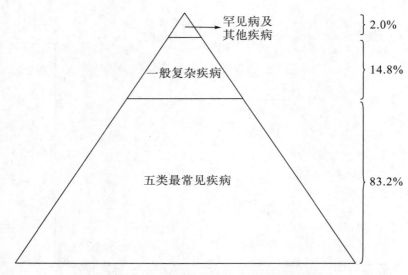

罕见病及
其他疾病 } 2.0%

一般复杂疾病 } 14.8%

五类最常见疾病 } 83.2%

图 5—13   2008 年我国三类疾病的发生结构

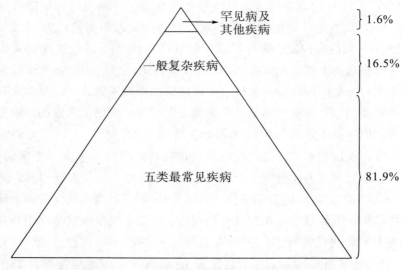

罕见病及
其他疾病 } 1.6%

一般复杂疾病 } 16.5%

五类最常见疾病 } 81.9%

图 5—14   2008 年我国三类疾病的医疗需求结构

需要注意的是，除医疗服务价格外，就医的便利程度等因素也会影响医疗需求，从而使总患病病例数中放弃对医疗服务使用的患病病例数平均占比从 p' 变化为 p''，但这并不影响医疗需求仍然呈现金字塔形结构。

总之，由于疾病发生决定患者对疾病医疗需求，因此医疗需求与疾病发生存在着对应关系，而且两者之间无论是完全还是部分对应关系，最终三类疾病发生数量的金字塔分布决定了三类疾病的医疗需求也呈现金字塔结构。

3. 疾病不同分期医疗需求的金字塔分布

由疾病自然史可知，同一种疾病有不同的分期（一般有四期），分期数越高疾病越严重，疾病预后越差。在没有任何医疗服务干预的条件下，一种疾病的一、二、三、四期的患者数随分期数升高而逐渐减少，即同一疾病的不同分期患者数呈金字塔分布。因此可以推断，对于所有疾病，处于较高分期数的患者数总是少于处于较低分期数的患者数。

由同一种疾病的演变过程呈现的上述规律，以及疾病发生决定着医疗需求可知，同一病种不同分期的医疗需求呈现金字塔分布。这种医疗服务需求体现在一个国家或地区上，即发病期阶段的医疗服务需求（表现为门急诊就诊病例）总是多于疾病进展期医疗服务需求（表现为住院病例）。而在有医疗服务干预条件下，一种疾病不同分期的医疗需求的金字塔分布更加明显。例如，2008 年我国门急诊病例数达 50.1 亿，住院病例数约 1 亿人次，即全国所有患病病例中仅有约 2% 需要住院治疗。英国、美国等发达国家 90% 以上的患者在门诊治愈，约有 6.3% 的患者需要住院。这些数据都体现了疾病不同分期医疗需求的金字塔分布。

5.2.4 医疗体制供给的金字塔布局

由于疾病发生的金字塔分布和医疗需求的金字塔分布（以下简称"两个金字塔规则"）作为一种客观存在，这要求医疗资源配置对其进行响应，即医疗资源的配置也呈金字塔结构。而现实的医疗资源配置状态是医疗体制的作用后果，医疗资源配置是否响应两个金字塔规则取决于医疗体制，因而合理的医疗体制对医疗资源的空间展开应当符合两个金字塔规则对医疗资源配置的客观需要。这就要求医疗体制供给也呈现这样的特征——医疗体制分级的数量结构呈现逐层减少的金字塔分布，医疗体制分级的性质结构呈现全科医生下沉、专科医生上升的分布，即形成金字塔结构的分级医疗体制。

5.2.4.1 两个金字塔规则要求医疗资源配置的响应

疾病发生的金字塔分布决定了医疗需求的金字塔分布，疾病发生的金字塔分布和医疗需求的金字塔分布都是客观存在，两个金字塔规则要求医疗资源配置对其有相应的响应，即要求医疗资源的配置呈金字塔结构。

一方面，由于常见病多发病疾病发生数最多，居民对常见病多发病的医疗服务需求量最多，相应的医疗服务和医疗资源配置也应该是最多的。一般复杂疾病发生数相对较少，居民的医疗服务需求量也相对较少，相应的医疗服务和医疗资源配置亦应较少。罕见病疾病发生数最少，居民对罕见病的医疗服务需求量也最少，相应的医疗服务和医疗资源配置也是最少的。具体而言，在一定时期内，针对常见病多发病到一般复杂疾病再到罕见病，三类疾病的医疗资源配置的合理状态应是逐渐减少的分层分布，即为常见病多发病医疗服务提供的医疗资源配置量＞为一般复杂疾病医疗服务提供的医疗资源配置量＞为罕见病医疗服务提供的医疗资源配置量。

另一方面，由前文可知，同一病种不同分期的医疗服务需求也呈现金字塔分布，体现在一个国家或地区的医疗需求总体层面，即疾病发病阶段的医疗需求（主要表现为门诊就诊人次数）总是多于疾病进展阶段的医疗需求（主要表现为住院人次数）。由于医疗资源配置应当响应医疗需求，因此针对疾病发病阶段的医疗资源配置应多于疾病进展阶段，即资源配置应呈现按疾病分期进程变化而逐渐减少的金字塔结构。

总而言之，响应两个金字塔规则的客观需要的医疗资源配置，应呈现从常见病多发病到一般复杂疾病、从疾病发病阶段到疾病进展阶段逐渐减少的金字塔结构的配置。

5.2.4.2 医疗体制分级的必然性和各级功能设计

两个金字塔规则要求医疗资源配置对其响应，即要求医疗医疗配置实现金字塔结构，这是医疗资源配置的合理状态。但医疗资源配置的现实状态是否响应两个金字塔规则，取决于医疗体制。医疗体制供给的内容是医疗资源配置，医疗体制是组织医疗资源的手段。合理的医疗体制供给应当响应两个金字塔规则对医疗资源配置的客观需要。这种响应首先要求医疗体制在功能设计上遵循疾病发生和医疗需求的客观规则。

由于常见病多发病是普通居民患病频次最高的疾病，且与每个居民及其家庭都息息相关，为方便居民利用医疗服务、节省卫生费用，应将提供相应服务的医疗组织及配套资源配置在深入社区的基层、直接面向居民之处，置于整个医疗体制的空间最末端，形成医疗体制的第一级。根据节约利用卫生资源、覆盖同区域的医疗组织载体不重复设置的原则，这些设置在医疗体制的空间末端、深入社区的医疗组织载体，不仅承担治疗常见病多发病的功能，还应承担面向所有居民提供所有疾病首诊服务的功能。此外，如前所述，由于目前全球疾病中的常见病多发病构成已呈现出从传染性疾病转向慢性非传染性疾病的趋势，而慢性病具有不可逆的特征，进入一定的疾病分期后需要对患者进行终生疾病管理，因此为实现医疗服务利用上的便利性和节约个人及社会的医疗卫生费用支出，慢性病患者需要在居住地附近就近利用医疗服务、获得长期管理，慢性病的管理和恢复服务也应由处于基层的医疗组织载体提供。基层医疗体制响应疾病发生和医疗需求两个金字塔规则的客观需要，其主要功能设计至少应包括三个内容：一是治疗常见病多发病；二是所有疾病的首诊；三是慢性病的管理和恢复等。

以此类推，由于一般复杂疾病在居民中患病率和流程程度较低，在普通居民及其家庭中不常见，承担相应医疗服务的医疗体制及相应组织载体可设置在离居民居住地稍远之处，覆盖较大片区（如地区中心），形成医疗体制供给的第二级，即二级医疗体制。同时，一般重症病患和在基层医疗机构无法治愈需转诊住院治疗的病患，以及患病人次较少，即具有医疗需求的人次较少，不需要针对其设置密集的、深入社区的医疗机构，同样可由二级医疗体制承担其医疗服务功能。二级医疗体制响应两个金字塔规则的客观需要，其功能设计至少应包括以下三个内容：一是治疗一般复杂疾病；二是治疗一般重症；三是治疗从基层医疗机构转诊的病患等。

包括罕见病在内的疑难杂症和危重期病症在居民中患病率最低，在普通居民及其家庭中极为罕见，提供相应医疗服务的医疗体制及相应组织载体可设置在离基层社区相对最远，覆盖较大范围居民甚至跨区域之处，如跨区域中心。这就成为医疗体制供给的第三级，即三级医疗体制。三级医疗体制供给响应对应疾病发生和医疗需求对医疗资源配置的客观需要，其功能设计至少应包括以下三个内容：一是治疗包括罕见病在内的疑难杂症；二是治疗急危重症；三是治疗从下级医疗机构转诊的病患等。

由此可见，医疗体制供给应当进行分级，这既是疾病发生和医疗需求两个金字塔规则的客观需要，也是建构分级医疗体制的原因。而分级医疗体制要实现合理构建，医疗体制各级必须对应两个金字塔规则的客观需要分别承担相应功能，分工明晰、互不交叉，如此才能提高医疗资源配置的效率和保障患者治疗进程的流畅性。

5.2.4.3 医疗体制分级供给的金字塔结构

合理的医疗体制供给，在功能上应遵循疾病发生和医疗需求的客观规律，其对医疗资源配置的结果应符合两个金字塔规则对医疗资源配置的客观需求，这就要求医疗体制分级供给即分级医疗体制也呈现这样的特征——医疗体制分级的数量结构呈现逐级减少的金字塔分布，医疗体制分级的性质结构呈现全科医生下沉、专科医生上升的分布，即形成分级医疗体制的金字塔分布。

1. 医疗体制分级的数量结构

如前所述，医疗体制供给响应疾病发生和医疗需求对医疗资源配置的客观需要，至少应分为三级，包括基层医疗体制、二级医疗体制和三级医疗体制。

响应两个金字塔规则要求的医疗资源配置呈金字塔结构，具体表现为医疗体制的一、二、三级之间的占比应当逐级降低，包括医疗机构设置、人员配置及相关配套在设置数量上逐级减少、空间密度上逐步降低，以及离普通居民的居住地和社区越远。从基层医疗体制到次级医疗体制（包括二级、三级医疗体制等），其机构设置、人力配置及相关配套数量上呈现下多上少，以及空间分布密度上呈现下密上疏的分布。

2. 医疗体制分级的性质结构

由前可知，在基层进行医疗服务供给的基层医疗体制应至少实现三大功能：一是治疗常见病多发病；二是进行所有疾病的首诊；三是慢性病的管理和恢复。

20 世纪 50 年代之后，随着生产力的发展和社会进步，医疗体系中出现了全科医生和专科医生的社会分工，并且随着全科医学专业不断发展，全科医生的教育培训和执业标准日益完善，与专科医生的专业所长和职能分工差异非常明显。全科医生是接受全科医学专门训练、执行全科医疗卫生服务的医务人员，其职能包括治疗常见病多发病，提供首诊服务并进行转诊，为个人和家庭提供全方位健康管理等。由此可见，全科医生的专业背景和职业技能恰恰符合基层医疗体制的功能要求，是高质量的基层医疗服务的最佳提供者。

拥有全科医疗知识的全科医生天然适合配置在基层医疗层级，直接面向普通居民，为广大居民提供首诊医疗服务和治疗常见病多发病，担任整个分级医疗体制的"守门人"。由于医疗的专业性问题和医疗行业存在的信息不对称问题等，普通人一般不具有专业的医学知识，无法对自己所患疾病进行判断，可一旦发生疾病，恰恰需要具有全科医学知识的全科医务人员进行初诊，确定患者的病症是否可以用一般治疗手段就地治疗，还是需要转诊进入专科医生的医疗环节，有针对性地利用次级医疗机构，获取更专业的专科医疗服务，这一角色恰恰是缺乏全科医学背景的专科医生无法胜任的。因此，基于疾病治疗的逻辑进程，全科医生必须配置在医疗进程的第一环节，分级医疗体制的空间末端——社区基层，担任患者的"第一呼叫对象"。

因此，提供专科医疗服务的专科医疗资源包括专科医疗机构、专科医务人员等应当设置在更高层级的医疗体制中，处于医疗持续进程的次级环节，不必直接面向居民。在医疗体制供给中，全科医疗服务应当出现在专科医疗服务之前，全科医生应当配置在基层医疗机构，专科医生和专科医疗资源应当配置在次级医疗机构，这是疾病发生规律和患者医疗需求的逻辑进程所决定的。这就是医疗体制在配置医疗资源时，应当使全科医疗资源下沉到基层医疗层级、专科医疗资源上升到次级医疗层级的根本原因。

同时，医疗体制对全科医生下沉、专科医生上升的资源配置结构能提高整个医疗体系的医疗资源配置效率。在基层医疗机构治疗常见病多发病和进行首诊不仅可以节省医疗服务成本（基层医疗机构的诊疗服务费用通常低于次级医疗机构），同时还可以减少病人的交通、住宿等其他费用，因此将常见病多发病患者和首诊患者引导在社区范围就诊可以提高医疗资源的使用效率。与此相反，不加干预地让上述患者流向大医院，将大幅增加常见病多发病的诊疗费以及患者的住宿费、交通费，造成大量不必要的资源浪费。

因此，合理的医疗体制供给应呈现这样的布局特征——医疗体制分级的数量结构呈现逐层减少的金字塔分布，医疗体制分级的性质结构呈现全科医生下沉、专科医生上升的分布。这是遵循了疾病发生规律和医疗需求对医疗资源配置的客观需求的医疗体制供给布局的合理状态。

5.2.4.4 现实医疗体制存在响应和不响应两种状态

疾病发生的金字塔分布和医疗需求的金字塔分布是客观存在的，其要求医疗资源配置对其进行响应，呈现金字塔配置结构，这是客观需要。但医疗资源配置的现实状态是医疗体制作用的结果，因此医疗资源配置是否响应两个金字塔规则取决于医疗体制。医疗体制是社会存在，不仅会受到社会意识的影响，而且政治、法律、文化、社会心理等社会意识因素也会对医疗体制产生巨大的影响，因此医疗体制不一定遵循疾病发生和医疗需求的客观规律，可能存在医疗体制响应或不响应的情况。

如果基层医疗体制供给对两个金字塔规则的客观需要进行了响应，就自然形成对医疗资源合理配置。但现实往往是基层医疗体制不响应或不完全响应两个金字塔规则对医疗资源配置的客观需要，导致医疗资源发生错配，因此就需要对这种扭曲的医疗体制进行改革。通过对基层医疗体制的改革，使其响应疾病发生和医疗需求的客观需要，实现对医疗资源的合理配置。基层医疗体制改革需要充分发挥人的主观能动性进行医疗制度创新、破除体制改革障碍，以使改革后的医疗体制对医疗资源的配置能够响应两个金字塔规则的医疗资源配置需求，最终实现医疗资源配置的合理状态。

5.2.5 医疗资源配置的金字塔结构原理

对疾病发生规律、医疗需求结构和医疗体制供给及其内在联系进行分析，发现以下三个分布规则的存在：疾病发生的金字塔分布、医疗需求的金字塔分布和医疗体制供给的金字塔布局，这三个分布规则组成了医疗资源配置的金字塔结构原理。

疾病发生的金字塔分布、医疗需求的金字塔分布和医疗体制供给的金字塔布局之间存在"一次呼应"和"一次响应"关系。一次呼应是疾病发生的金字塔分布和医疗需求的金字塔分布要求医疗资源配置的呼应，这是客观需要；一次响应是医疗体制对上述客观需要的响应。

金字塔原理包含的三个分布规则和"一次呼应"与"一次响应"之间的关系，为基层医疗体制改革的原因和如何改革提供了理论解释。

由前文可知，疾病发生的金字塔分布、医疗需求的金字塔分布和医疗体制供给的金字塔布局三个分布规则及其之间的一次呼应、一次响应关系构成医疗资源配置的金字塔结构原理。医疗资源配置应当响应疾病发生的金字塔规律和医疗需要的金字塔结构，这是客观需要；而医疗资源配置是否响应两个金字塔规则的需要取决于基层医疗体制。如果基层医疗体制供给未响应或未完全响应两个金字塔规则的客观需要，就对医疗资源配置发生扭曲作用，就需要对基层医疗体制进行改革。

5.3 农村基层医疗体制改革的必然性

5.3.1 农村基层医疗体制遵循金字塔原理的合理状态

金字塔原理为医疗体制供给的合理性判断提供了依据，从理论上充分阐释了医疗体制供给金字塔分布尤其基层医疗体制应居于分级医疗主体地位的必然性。

从金字塔原理可知，合理的基层医疗体制及其分级比例应在分级医疗体制中居于主体地位，即赋予基层医疗体制大部分医疗资源的配置权，具体包括基层医疗体制的资源分级比例占据分级医疗体制的主体地位，空间密度在分级医疗体制中最高。

农村基层医疗体制是分级医疗体制中基层医疗体制的重要组成部分，其合理状态可以从以下三个角度进行评价：

（1）从农村基层医疗体制在分级医疗体制中的空间密度看：农村基层医疗体制的资源配置空间密度在分级医疗体制中最高。

（2）从农村基层医疗体制对全科医生下沉、专科医生上升的实现看：全科医务人员为农村基层医疗诊疗服务的主要提供者；在农村基层医疗体制中基本建立全科医生"守门人"制度。

（3）从农村基层医疗体制的空间布局看：基层医疗机构、医务人员等医疗资源空间配置高密度，单位数量人口均匀分布，地理位置深入村镇。

5.3.2　农村基层医疗体制供给改革必然性

由前文可知，医疗体制作为一种经济体制，其是生产关系的具体实现形式，由生产力决定。农村医疗体制作为社会存在，在政治、法律、社会心理等的影响下，农村医疗体制对医疗资源的配置可能不尊重客观规律，对资源配置发生扭曲作用，阻碍生产力发展，造成农村居民看病难、看病贵、卫生费用飞涨等各种问题，这就有了农村医疗体制改革的必要性。

国内一些研究也指出，不合理的分级医疗体制对医疗资源的配置结果，使我国的医疗资源在配置结构上呈现倒金字塔形或者倒三角形，医生数量、卫生预算等资源配置都呈现轻农村、重城市，轻基层医疗机构、重城市医院的格局，并且医疗资源还在不断向高等级医院富集，使农村基层医疗机构的资源配置愈发失衡，使农村基层医疗服务资源短缺、服务能力不强、不能满足群众基本医疗服务需求，引起"看病难、看病贵"等种种社会问题，而要实现农村医疗资源的合理配置，就必须进行构建遵循金字塔结构规律的农村基层医疗体制，需要对现有农村基层医疗体制进行改革和创新。

6 发达国家农村基层医疗体制的主要内容

第 5 章分析了国际上农村医疗体制实践以及其对金字塔结构原理的遵循，可以获得农村基层医疗体制构建和优化的经验和启示。

按照主要筹资来源、支付方式、覆盖水平等特征，本章将各国的医疗体制分为以下四种类型：国家医疗保障体制、社会医疗保险体制、商业健康保险体制、其他医疗体制（包括储蓄医疗保险体制和混合体制等）。

6.1 英国农村基层医疗体制实践

英国农村通过对初级医疗体制的构建和创新，尤其对其核心制度——全科医生制度及相关机制的设计和构建，引导优质医疗资源流向农村基层医疗层级。其相关的体制机制设计，尽力响应居民金字塔形的疾病发生和医疗需求结构，以实现医疗资源在农村配置的高效和公平性，控制国家医疗费用支出。下面分别从各组成机制的载体、组织形式和作用机制等对英国农村基层医疗体制进行阐释和分析。

6.1.1 农村基层诊疗服务的组织形式和作用机制

6.1.1.1 农村基层医疗服务体制的载体和组织形式

（1）载体。英国农村基层医疗服务主要是居民签约的全科医生，这些医生大多数服务于农村的全科诊所和诊疗中心。

（2）组织形式。在英国农村医疗服务整合中，全科医生基金持有计划以及后来取而代之的初级保健集团和更高形式的初级保健综合组织逐渐将服务购买和服务提供融为一体，通过全科医生的首诊机制和全方位协作购买除高级专科服务以外的所有服务，促进了英国农村卫生保健、社会照顾和独立部门服务之间的整合。

（3）英国的全科医生制度。英国在 1948 年就建立起了国家卫生服务制度，这项制度有四个特点：全民覆盖、按需提供服务、国家付费、全民免费。

值得注意的是，英国的全科诊所大部分规模是 5～9 人，虽然诊所是合伙经营的私营机构，但几乎所有的收入都来源于国家财政，最终落实到诊所里每个全科医生的收入约为每年 10 万英镑。因此，英国专科医生的收入和全科医生相近，大约是 11 至 12 万英镑，而一个英国的大学讲师一年的收入约 4 万英镑。全科医生薪资水平的稳定性，有效地保证了在农村基层执业的全科医生岗位的吸引力。

6.1.1.2　农村基层诊疗服务体制的作用机制

英国的农村基层诊疗服务体制围绕全科医生制度及相关机制体制运行。

1. 首诊和转诊制度

在农村区域，英国实行强制首诊的制度，大多数农村居民习惯于签约专属的全科医生。农村居民看病先去全科诊所，因为大医院不设门诊而且只有急诊。在签约诊所看病一般至少提前一天预约，预约的方式可以通过电话也可以网上进行预约。英国农村居民可以任意选择任何一家诊所，与全科医生签约，但实际上大多数都与 5～8 公里内的诊所全科医生签约，因为超出这个范围一般就不能提供家庭访问服务。此外，农村居民也可以随时更换诊所，只要有新的诊所接收，履行一定的程序即可，但实际上英国的农村居民更换诊所医生的频率并不高，他们更愿意在熟悉自己身体状况和疾病史的医生那里获得持续的服务。据统计每年只有 10％左右的农村居民会更换诊所，更换诊所的主要原因是家庭住址的变更。值得注意的是，英国的健康档案是全国注册制，目前大约有 99％的英国农村居民完成了注册，即使农村居民需要更换诊所，个人健康档案也不会流失，因为健康档案有一套严格的管理系统，充分保证英国农村居民的隐私安全。这使得英国农村居民形成了"看病去全科诊所"的习惯。

在农村区域，英国还实行严格的转诊制度。农村居民如需转诊必需通过签约的全科医生出具转诊信。非急诊患者转诊前必须先在签约的全科医生诊所就诊，急诊住院患者在住院后也需要在签约全科医生处补办转诊手续，否则将不能享受免费医疗服务。若发生紧急情况如意外事故、心脏病、急性脑溢血等患者可以直接去医院就诊，但病情稳定后仍需回到个人签约的医生那里继续接受治疗，这样的机制使农村基层主要医疗服务机构的全科医生诊所服务利用率达到最大化。

2. 英国全科医生制度和作用

（1）全科医生培养制度。

英国政府制定了完善的全科医生培养制度，以保障全科医务人员的人才队伍建设，从而获取农村居民的信任，自发选择其为首诊对象。在英国成为一名全科医生需要完成以下执业前教育培训：修完 5 年的医学本科课程和 1 年的医疗实习后，才能注册为医生，而后是 1 年基础课程学习，其中 2/3 的时间在医院服务，1/3 的时间在社区服务；最后接受 3 年的全科医学研究生专业培训，2 年在医院（在 6 个岗位轮转，包括儿科、内科、急诊科等），1 年在全科诊所，3 年的全科医学研究生专业培训结束后还需要通过考试和评估。考试和评估的方法是每个接受评估的学生要完成 1 份研究报告，参加考试，并提供反映本人沟通技巧的 7~8 个看病时的录像。通过这样的培养机制来保障每位全科医生具有较高的工作能力和专业水平，从而使英国社会对全科医生有较高的认可度，英国全科医生的影响和作用日益凸显，全科医生也成为英国农村居民主要依赖的医疗服务对象。

全科医生制度促进了全科医生声誉机制的形成，有效地缓解了医生的道德风险问题。全科医生为了赢得更多的农村居民注册健康档案，不仅需要主动约束自己的行为，更要关心患者的健康问题。此外，对患者的病史了解更多的全科医生更有可能减少咨询时间，可能较少进行重复性检查，在处理病情和给予治疗上会更有效率，从而也进一步减少医疗费用。总之，长期稳定的医患双方不断增加的交易次数可以降低信息不对称程度，从而减少信息交易的成本和监控的成本。

（2）全科医生薪酬激励制度。

英国全科医生的薪酬较高，能有效激励优秀医务人员下沉到农村基层提供服务。如前文所述，英国全科医生的年均收入约为 10 万英镑。这样的收入在英国属于较高的水平，能有效激励优秀医务人员下沉到农村医疗机构，不仅增加了农村基层的医务人员数量，还优化在农村基层医疗机构和医院之间的医务人力资源配置结构。

英国政府按人头付费、绩效激励和固定薪酬相结合的混合支付方式向全科医生诊所进行支付，有效激励全科医务人员下沉到基层医疗机构，增加初级医疗体制医务人员配置，形成医务人力资源在医疗体制各级间的金字塔配置结构。

对全科医生的薪酬制度设计使全科医生的技术劳务价值得到充分的体现，且年收入非常有竞争力。英国全科医生的工资总额为社会平均工资的 3~4 倍，按照平均收入计算甚至比专科医生略高。不同类型的全科医生获得收入的途径不同，少数直接受雇于 NHS 的雇员，拿 NHS 固定薪水，有时根据一些具体指标上下浮动。自由执业的全科医生（开业全科医生）以诊所为单位与 NHS 签订服务合同，由政府购买其提供的初级医疗服务，采用按人头付费、绩效和固定薪酬相结合的混合支付方式进行支付。按人头支付的基本服务费用约占开业全科医生收入的 75%，绩效收入约占其收入的 20%，剩余收入的 5% 是其他服务费用。

人头预付收入。所得数额与全科医生诊所签约人数和服务量有关，考虑年龄、性别、发病率等因素，医生能从每个签约居民那里获得一笔人头预付收入。服务的人数越多，收入越多。

绩效收入。所得数额根据质量与效果框架（Quality and Outcome Framework，QOF）按积分点计算，考虑的因素包括服务项目类型、医疗服务质量、机构组织水平、患者体验等。QOF 通过激励机制提高全科医生的服务质量。

英国全科医生的薪酬制度，有效激励优秀医务人员下沉到农村基层医疗机构，同时吸引更多的医学生将全科医生作为职业方向，以增加农村医疗层级医务人员数量，形成与医疗需求金字塔结构相对应的医务人力资源配置金字塔结构。

（3）全科医生代理人身份的构建。

全科医生代理人身份的构建是英国全科医生制度中最具创新意义的制度之一，对提高初级医疗和整个国家医疗体制的医疗资源配置效率、实现控费，一定程度消除患者和医院之间因信息不对称引起的供给诱导需求等问题，构建患者与医院之间平等的谈判地位等具有重大意义。从全科医生基金持有者计划赋予全科医生更大的选择权：由其代理病人选择转诊医院，到初级医疗信托（Primary Care Trusts，PCTs）将国家卫生服务预算 3/4 的资金直接分配给 PCTs，PCTs 与全科医生合作作为居民的代理人向作为医疗服务卖方的医院购买医疗服务，再到全科医生联盟改革设立的由全科医生自我管理运行的 211 个临床委托小组（Clinical Commissioning Groups，CCGs）取代 PCTs，CCGs 掌握 60% 以上的 NHS 预算，负责代理居民向医疗服务提供者购买服务。英国的初级医疗体制改革不断演进，最终形成了全科医生制度的核心之一—— 全科医生的代理人身份的确立和强化。全科医生获得了双重身份：一方面是基本医疗卫生服务的提供者和卫生服务体系的"守门人";另一方面是居民购买医疗服务"代理人",负责转诊和代表患者向医院购买住院和专科医疗服务。

从经济学角度看,这样的制度设计至少包含两方面的考量:(1)弥补信息不对称缺陷,提高资源配置效率。在医疗服务的交易市场中,由于居民缺乏专业医学知识,作为医疗服务买方的居民和作为卖方的医院之间存在信息不对称,会降低医疗卫生资源配置的有效性。因此,从制度上安排拥有专业医学知识的全科医生成为居民的代理人,一定程度上解决由信息不对称造成的市场失灵问题,提高医疗服务市场资源配置效率。(2)实现控费。患者因为缺乏专业医学知识处于交易中的不利地位,所以医院有可能为提高收入增加不必要的医疗服务,从而增加政府卫生费用支出。在居民和全科医生的委托代理关系中,通过激励约束机制使全科医生与居民成为利益共同方,全科医生将利用自己专业医学知识尽力为病人和自己争取利益。例如,在转诊过程中全科医生为患者选择适合的医院,并代表患者与医院谈判确定必需的诊疗项目,不仅可有效防止医院过度医疗,还可降低政府和个人在医院支付的卫生费用,使卫生费用在卫生服务体系中的配置结构优化。

英国通过全科医生的代理人身份构建,完成了医疗资源逐步由医院专科医生向基层全科医生转移、从医疗服务供给方完全主导向需求方主导转变,使医疗资源下沉到初级医疗层级,医疗资源配置逐渐形成了与患者医疗需求金字塔形相匹配的结构。

6.1.2 农村医疗药品供应保障机制

6.1.2.1 医药分业防止过度医疗

英国NHS体系整体上实行医药分业的制度,开业医生只负责开药方,售药处是独立于开业医生和医院的药店。通过斩断全科医生诊所与药品供应商的利益关系,很好地杜绝了以药养医、过度医疗的现象。另外,英国政府实行严格的药品价格管制计划,主要针对NHS系统所覆盖的处方药,对制药公司总体利润水平的限制,即NHS每年与制药企业协商一个目标利润值,若当年利润高出协商目标,制药企业要将利润返还给NHS。这样在一定程度上抑制药品价格的上涨,从而达到控制药品费用的目的,减轻了农村基层医疗的卫生费用支出。

6.1.2.2 药品支付系统

英国农村的药品保障制度由英国政府进行统一管理。英国的药品支出占英国 NHS 总支出的 12% 左右，按金额计算，专利药和非专利药的比例约为 7：3；按数量计算，专利药和非专利药的比例约为 4：6。英国药品价格管理的载体是 NHS 的医保支付价格，即政府制定 NHS 的支付价格。专利药和非专利药的 NHS 支付价格采取不同的管理方式：专利药价格由英国制药工业协会（The Association of the British Pharmaceutical Industry，ABPI）的药品价格调控计划（Pharmaceutical Price Regulation Scheme，PPRS）管理；非专利药支付价格则是政府基于仿制药协会（British Generic Manufacturers Association，BGMA）计算结果来决定。通过制药工业协会和仿制药协会的共同推进来实现英国药品的支付体系。NHS 对大部分核准上市的药品都会给予支付，只有 2 个负面清单 NHS 不予支付。

由英国药品支付系统可知，英国对于药房药品支付的控制流程非常严格。这样的制度设计，有利于英国农村药品供给数量与价格的保障，能够让英国农村居民作为消费者享受到高质量且价格低廉的药品。

6.1.2.3 药品采购制度

英国公立医院药品占 NHS 整体药品预算的 20%，公立医院的非专利药实行集中招标采购，具体由卫生部商业药品处（Commerical Medicines Unit，CMU）负责。另外，商业药品处网上招标为管理和合同谈判提供了一个简单、安全和有效的手段。

英国社会药房采购的药品占 NHS 整个药品预算的 70%~80%，相对于公立医院，社会药房在药品采购方面具有较大灵活性。社会药房可以与批发商或制药商协商价格，争取获得最大的药品价格折扣。为了尽可能减少各药房在价格上的差别，英国卫生部与医药服务谈判委员会（Pharmaceutical Services Negotiating Committee，PSNC）对药房与药品供应商谈判所获取的折扣进行评估和调整。社会药房所获得的折扣将以一定比例返还给 NHS，即药品价格折让制度，折让比例平均约为 9.2%。英国药品的采购过程包括 4 个步骤：（1）设置招标机构，（2）汇总药品需求信息，（3）报价、排序与质量评估，（4）签订协议。文献 [8] 中有标准、有目的药品采购机制保证了英国药品的质量和价格稳定，保障英国农村居民获得质优价低的药品。

6.1.2.4 药品的价格形成机制

英国国家卫生与临床优化研究所（National Institute for Health and Care Excellence，NICE）承担指导定价、调整药品报销目录、指导临床用药的职能。基于限制药费和提高药品质量目的，英国成立了国家卓越医疗保健研究所。NICE 主要进行药品的成本——效果分析和药品临床有效性与潜在预算影响的标准制定，目标是使本国医疗资源包括卫生费用预算等得到充分利用，同时满足人们的药品需求。NICE 用生命质量、不同治疗方案和成本降低的关系，以及避免了其他医疗方式的运用（如使用某种药可以避免实施外科手术，因此节省医疗费用）来评价药品的成本效益，再通过药品分析给政府部门和医疗保险机构列出积极的药品目录和消极的药品目录，只有前者会获得 NHS 的补偿。以此保障初级医疗所需的价低物美的药品生产和供应，便于 NHS 采购到价格更低的优质药品，节省卫生费用中的药费支出。

鼓励仿制药和替代药作为处方药降低药费支出。NHS 通过临床处方与非处方药管理政策，鼓励全科医生选择仿制药和治疗替代药作为处方药，诱导企业重视仿制和替代药品的生产，降低国家药费支出。由于 NHS 激励开业全科医生通过减少每种处方药的平均费用来控制药费，因此医生倾向于选择便宜的仿制药或治疗替代品，与此同时也诱导企业重视仿制和替代药品的生产。但 NHS 对非处方药并不进行补偿。此外，英国部分制药企业生产的非处方药品成分实际与处方药相同，但单位药品有效成分含量要低很多，所以当人们发现处方药比相应剂量的非处方药品便宜时，激励了人们选择使用处方药，因此制药企业更加重视低价处方药的生产。

如前文所述，英国相关部门能采取多种多样的方式实现资源的合理利用与配置，保证居民用药价格和质量。对于英国的农村居民来说，在他们需要时能拥有高质量且价格低廉的药物，就能够让他们的生活得到保障。

6.1.3 农村医疗保障体制

英国农村基层的医疗保障体制包括：医疗筹资体系，如通过公共财政预算、医疗保险基金和社会捐赠等筹集，以确保医疗服务提供能够获得稳定持续的资金支持；合理的支付机制，以某种风险共担、预付和统筹的方式使医疗服务对于每个农村居民或家庭都具有可负担性，它涉及社会再分配的公平性、医疗资源配置效率、医保控费等问题。实行国家医疗保障体制的英国，自从

1948 年建立 NHS 体系就开始实行全民免费医疗。初级医疗中的诊疗服务和药品支付都由政府预算提供经费，居住在英国的合法居民享受几乎全免费的医疗服务。英国的初级医疗保障体制具有一般税收筹资、全民覆盖、公费医疗、按需服务等特点。

1. 筹资方式

英国初级医疗体制供给的主要资金来源是一般税收筹集（约占整个医疗卫生费用的 80% 左右），另外的资金来源是各种保险（约占 12%）和其他收入。英国初级医疗保障体系将全体人口纳入覆盖，由全科医生每年将当年经费使用情况和来年经费预算逐级呈报国家卫生部，再由卫生部根据经费预算制定财政拨款计划。

由于政府财政承担绝大部分医疗费用，因此医疗服务对象就医时，基本上不需支付费用，故英国的医疗保险体系亦称为全民医疗保险或国家医疗保险。英国《国民健康服务法》（1946 年）规定，无论是劳动者还是非劳动者，不管个人支付能力如何，都可以得到免费的全方位医疗服务。英国的 NHS 体系主要通过遍布全国的开业医生（又称全科医生）向公众提供免费医疗服务。基层开业医生为自我雇佣者，英国医疗保险体系主要依靠这些在全国城乡开业的全科医生向广大非重症和急症患者提供医疗服务。这样的费用保障体系，使得包括英国农村居民在内的所有英国居民能够"看得起病""看得上病"。

2. 资金支付

每年政府将卫生预算划拨至 NHS，由其安排医疗卫生经费的使用。政府作为农村基层医疗服务和药物的购买者，运用政府预算资金，通过公立的 NHS 向农村基层医疗服务的提供者（包括开业全科医生等）和药品等的供应商直接采购。在初级医疗服务市场上，由于存在第三方付费（NHS 下属机构），农村患者与开业医生之间不发生直接的财务关系，农村患者的医疗费用由政府买单，由后者与初级医疗服务的提供者进行结算。这样的制度设计，旨在通过政府采购方式激励初级医疗机构进行竞争，鼓励全科诊所提高服务质量、控制成本以尽可能从政府支付中获得更多收入和盈余，有利于提升服务质量和降低医疗服务费用，实现医疗保障支出控费的目标。

全科医生掌握医疗保障资金总额的 70%。这些拥有医疗保障资金支配权的全科医生，既是初级卫生保健服务的提供者，又作为医疗转诊系统的购买者，代表病患向高层次医院购买专科医疗服务。与此同时，政府医疗卫生主管部门则作为公众健康利益的代表，负责制定医疗服务的范围、内容、标准和费用，并依据这些指标与供应方签订年度购买计划。英国对于医疗卫生资源的合理利用使得英国包括农村在内的各种社会形态的医疗问题得到了非常好的解决。

3. 对初级医疗全民可及和基层首诊的保障制度

英国政府为患者在农村基层医疗层级首诊提供制度保障，通过医疗保障支付政策限定公民直接利用次级医疗服务。规定患者除急诊、危症、重症外，利用次级医疗服务必须经全科医生转诊，否则，所产生的医疗服务费用 NHS 将不予支付，而且一般情况下医院也不直接收治。因此，如果患者首诊不看签约的全科医生，就只能去费用昂贵的私立医院就诊。

此外，英国政府创造性地使用财政预算通过按人头预付，结合绩效和固定薪酬的混合支付方式对全科诊所进行支付，保障初级医疗服务供给和居民对初级医疗服务的免费使用，实现初级医疗服务的全民可及。如前所述，NHS 按人头预付给全科诊所的服务费用约占诊所总收入的 75%。按人头预付的付费方式能有效激励全科医生努力拓展签约居民数量，从而实现基层首诊和保障初级医疗服务普遍覆盖、全民可及；同时，鼓励医生为获得更多的人头预付费剩余而降低医疗诊疗成本、避免"大检查""大处方"，实现医疗保障支出控费的目标；并且可以促进全科诊所为留住签约居民而提高医疗服务质量，促使初级医疗资源配置的效率和公平两大目标的实现。

同时，为了保障农村基层医疗服务的普遍覆盖和在人群、空间上的均匀分布，英国政府鼓励全科医生在经济条件较差的地区开业，对在贫困地区开业的全科医生提供特殊财政补贴。

在完善的医疗保障制度安排下，英国 90% 的患者都在全科医生诊所获得诊疗服务，10% 的转诊到医院接受住院治疗，真正实现农村基层首诊和初级医疗服务的普遍可及。英国建立的农村基层医疗保障制度将患者首诊和普通病门诊治疗行为引向基层、引向初级医疗机构，同时促进全科医生下沉、专科医生上升的医疗资源分级配置实现，形成响应疾病发生规则和社会医疗需求结构的医疗资源金字塔配置，其初级医疗保障制度具有代表性和借鉴意义。

6.1.4 英国农村基层医疗体制的作用结果

农村基层医疗体制的构建形成了覆盖全体农村居民、空间分布高密度、单位数量人口均匀分布、地理位置深入乡村的医疗资源配置空间布局，并形成了以基层医疗体制主体的分级医疗体制金字塔布局。

基层医疗服务体制的空间布局，主要是基层医疗服务的载体和配套要素在医疗体制末端区域的配置格局，包括覆盖人群、分布密度、地理位置、数量配置等。英国的基层医疗体制通过覆盖全体国民、空间分布高密度、单位数量人口均匀分布、地理位置深入社区，相对于其他层级医疗体制，机构设置数量最大、配置的医疗机构、医务人员等要素最多，实现了以基层医疗体制为资源配置主体的分级医疗体制资源配置金字塔结构。目前，英国的农村基层医疗服务实现了对农村居民的全面覆盖，每一位农村居民都能通过政府公费医疗保障享受基层医疗服务。

英国农村基层医疗体制在对全科医生诊所配置上，实现了空间分布密度高的目标。英国规定农村居民或持 6 个月以上签证的外国公民必须注册全科医生并与其签约，在英国约 97% 的居民都有签约的全科开业医生，英国的基层医疗体系覆盖所有公民。截至 2014 年 9 月，英格兰设有全科诊所 7875 个，共有全科医生 40584 人，平均每名全科医生服务 1589 位居民，每千位英格兰居民拥有全科医生数 0.6 名。英国基层医疗机构的空间配置密度是英国的三级医疗机构里最高的。并且对比美国基层医疗服务主要供给人员——家庭医生约有9.7 万名，平均每位家庭医生服务约 2000~2300 位居民，每千名居民拥有全科医生 0.3 名，英国的农村基层医疗服务机构和人员配置密度远高于美国。

英国的全科医生诊所资源在政府规划下，在全国居民中分布是十分均匀的。英国政府采用规划的方式，在全国范围内形成医生资源在居民中的均匀分布，按照单位数量人群配置固定人数医生，兼顾地理空间上的便利可及，有计划、高效、合理地布局全科医生资源，建立起覆盖全国范围的全科医疗网络。

在地理位置上，英国政府对全科诊所和社区医疗中心的配置区位进行了规划、安排，既保证居民在步行距离内方便可达，又防止诊所在同一区位重复设置，造成资源浪费。英国的全科医生诊所遍布全国乡村，深入农村居民的居住地和工作地，平均一名全科医生服务周围约 1600 位签约居民，直接面对农村个人居民并为农村家庭提供长期、持续、综合的基层医疗服务，成为医疗体系名副其实的"守门人"。

英国农村基层医疗体制在对资源的空间展开形式上实现了医疗机构配置密度高、深入社区、居民均匀覆盖，形成了以基层医疗体制为资源配置主体的分级医疗体制资源配置金字塔结构，遵循了医疗资源金字塔结构原理，响应了社会医疗需求结构。

综上，英国分级医疗体制对各级医疗机构的分级比例符合金字塔结构，因此对医疗资源的配置现状呈现典型的金字塔结构，遵循了疾病发生自然规律，遵循了资源配置的金字塔结构原理。与美国相比，英国的金字塔形医疗体制布局使得英国的医疗体制具有较好的公平性，同时卫生费用控制在较低水平。例如，2011 年英国的卫生费用占 GDP 的 9.6%，同年美国的卫生费用占 GDP 的 17.6%。显然，英国的医疗体制大大提高了医疗资源配置效率，也被世界卫生组织认为是世界上最完善的医疗服务体制之一。

6.2　法国农村基层医疗体制实践

按照筹资来源、支付方式、覆盖水平等特点，各国医疗体制可分为国家医疗保障体制、社会健康保险体制、商业健康保险体制等。法国不仅是实行社会健康保险体制的典型国家之一，而且是社会健康保险体制模式的典型代表。法国基层医疗保险体制的现状与社会保障制度尤其医疗保险制度的发展有着相互依存、密不可分的关系。

法国共有 36 565 个市、镇（人口超过 10 万的市、镇只有 37 个）。其中农村居民约 600 万。早在 2000 年，世界卫生组织在其发布的"世界健康报告"中，将法国评选为世界上医疗保障最好的国家。法国的医疗卫生保障制度是根据社会保险原则建立起来的全民健康保险制度。在《社会保障法》《医院法》等一系列有关全民健康保险政策和法令中，明确了法国全民健康保险的组织结构、范围与作用，使全民健康保险日益社会化和普及化，其医疗保险贯穿于整个社会保险制度。目前，法国已经形成了覆盖率高达 99% 的医疗健康保险体系。一般来说，法国公民的医疗健康保险可分为基本医疗保险和补充保险两种。基本医疗保险是法定保险，强制购买，覆盖面也是最广的。受保人最高可报销看病费用的 70%，剩下的 30% 则属于补充保险的范畴，可根据个人的经济条件和身体状况选择参保与否。此外，对于特殊的困难人群，政府也提供必要的医疗救助，法国医疗保险体系还专门对 30 种严重疾病实行国家承保的全免费治疗服务。这些严重疾病包括艾滋病、帕金森综合征、心血管疾病、心脏病、部分恶性肿瘤等。

6.2.1 农村基层诊疗服务的组织形式和作用机制

6.2.1.1 基层医疗体制的功能定位

根据法国 1958 年宪法的规定：医疗权利，人人享有，老幼妇孺，从优从先。法国医疗保险制度的口号也由此而来："人人有权接受医疗服务"。从该理念出发，确定政府应该充分干预，使基层医疗服务应当全民可及。因此，法国的基层医疗体制的功能定位是实现全民可及、保障服务质量，提供全民公平可及、服务优质的基层医疗服务的制度。

6.2.1.2 农村基层医疗服务体制的载体和组织形式

1. 载体

在法国，向农村居民提供基层医疗服务的医疗机构主要是全科诊所（包括私人医生）和部分设有门诊的医院。2004 年法国实施《健康保险法》后，参保人要指定一名主治医生，参与所有医疗经历，与此同时，也取消了公立医院的门诊。因此，目前法国的农村基层医疗服务机构主体是私人的全科医生诊所，而法国医院按性质分为公立和私立两种类型。私立医院由社会慈善组织或其他机构举办，卫生部及其地方派出机构根据其完成规定的任务情况给予一定的医疗保险资金或其他资金支持，设有门诊的私立医院可为农村居民提供少量的基层医疗服务。

2. 组织形式

法国的卫生体系由全科医生私人诊所和医院体系两个部分组成。基层医疗服务多为全科医生私人诊所提供。农村区域需要就诊的病人先要到全科医生的私人诊所去处理病情，并诊断是否需要到专科医生处进行诊治，若需要再进行转诊。与英国专科医生不同，法国的专科医生拥有较高的自主权，既可以选择自己开私人诊所，也可以选择与医院签合同坐诊。

3. 全科医生培养体系

法国的全科医学教育采取的是"高等教育模式"，通过法制化、规范化的高等医学教育制度实现。作为临床专科之一，全科医学教育的学制为 9 年，分为 3 个基本阶段：医学基础教育阶段、医学理论和临床知识学习阶段、全科医学教育阶段，体现了教育体系的完整性和连续性。9 年分别为 2+4 年医学教育和 3 年全科教育。其中，2+4 年医学教育课程包括：基础医学、临床基础医学、护理见习、临床见习和临床实习。只有接受 2 年的医学教育且考试合格，才可进入 4 年的医学教育。6 年的医学教育完成后，参加国家统一医学会考，通过便可参加全科教育，培养方式也由理论课程为主过渡到临床实践为主，通过 3 年全科教育不断强化和提升自身的医学素质与专业水平，使得学生能够将理论与实践相结合。9 年全科医生教育结束后，且通过论文答辩，就能取得国家医学全科医生证书并授予医学博士学位，只有获得医学博士学位才有资格当全科医师。

法国还非常注重全科医生的继续教育，继续教育方式包括医学杂志、电视教育、学术论坛、医疗研究、病例讨论、听课等。在此阶段，由于接受全科医生培训的医学教育毕业生具有双重身份：既是医学院的学生，同时又是临床医学从业者（接受职业培训的从业者，需在政府主管部门的注册），因此可以从政府和医院获得相应的薪金。

6.2.1.3　农村基层诊疗服务体制的作用机制

2004 年以后，法国的公立医院撤销了门诊服务，法国的门诊服务就几乎全部由私人开业医生提供。而法国实行的又是全科医生转诊制度。在法国农村，全科医生通常不隶属于公立医疗机构，他们拥有自己的私人诊所。农村居民与全科医生通过双向选择签订合同，在身体不适时，他们往往需要先与自己的签约医生预约合适的时间，在约定的时间前往全科医生处就诊。通常，全科医生比较了解签约居民的过往病史及用药情况，能快速进行初步诊断并开出药方。若需要进一步的治疗，则由医生开具证明转诊至其他专科医院。医院一般不为门诊病人设药房，病人凭处方到市场上的药房买药。

这样的分诊制度在很大程度上能够促进医疗资源的合理分配。由全科医生负责常见病多发病、慢性病的治疗，能够让专科医生节省大量时间精力，从而为危重患者更好地治疗；但这在一定程度上延长了看病的周期，有些病患可能无法在最佳治疗时间得到有效的治疗，尤其是医学课程的高难度淘汰了很大一部分学生，且大多数的医学生都更愿意成为收入较高专科医生的现实情况下，以及社会对全科医生的需求有增无减，造成了极大的全科医生缺口，更加不可避免地延长了病患预约等待时间。

6.2.2　农村医疗药品供应保障机制

在法国，药品管理由卫生部、社会保障部和财政产业部负责，下设国家健康产品卫生安全局、卫生高级权力机构、卫生服务产品经济委员会和国家补充性医疗保险基金联盟四个部门协助制定相关政策，分别负责药品市场监管、药品进入补偿目录前评价、药品定价和药品费用偿付。

与英国类似，法国在农村基层医疗实行医药分业的药品管理制度，开业医生只负责处方，售药处是独立于开业医生的药店。

6.2.2.1　药品评价和监督机制

法国药品市场监管由法国健康产品安全局（French Health Products Safety Agency，AFSSAPS）全权负责，该机构成立于1998年7月1日，隶属于卫生部，由上市许可委员会、广告管理和合理用药指导委员会构成，分别负责上市许可证的审批、药品分类和监管、广告管理和合理用药监督。

根据法律规定，所有的制药厂、医生、牙医、助产士等发现药品有严重副作用时，必须及时向所在地区的药品监管中心报告。各制药厂还必须建立药品监管部门。定期向AFSSAPS的药品监督委员会报告药品的安全情况。药品监督委员会对市场上的药品进行抽样检查，一旦确定有问题，将有权责令制药商从法国市场，甚至从欧盟其他国家市场上收回药品（同批号或者全部），并尽快通告所有医务人员。其他处罚措施包括罚款、查封、修改暂停或吊销上市许可证、向法庭起诉制药厂等。药品在定价和确定进入医保目录前还需要进行临床效益水平评价和临床效益改善程度评价。

6.2.2.2　药品价格管理机制

对于医保目录内药品定价，CEPS（卫生服务产品经济委员会）参考透明委员会提供的ASMR等级和药商提供的价格，通过与药品产业协会的协商来确定，而非医保目录内药品定价则由制药商根据市场需求自由定价。法国市场上流通的95％的处方药都可报销，因此制药商自行定价的药品比例不大。

由于法国的社会医保覆盖率高达99％，一种药品在法国上市后药企为保证药品销量都会申请将该药品纳入社会医疗保险报销目录。法国市场上约95％的处方药品都被列入国家医保报销范围，在报销目录外的药品几乎没有市场。目前，法国市场销售的处方药有6000多种，报销目录内药品全部由政府定价，且实行一药一定价。在法国，一种药品获准上市后申请纳入医保范围及制定报销比例和价格同步进行。首先，法国政府设立的卫生评估透明委员会对申请加入医保报销目录的药品的应用价值和经济价值进行评估，该委员会由卫生机构人员、医学专家、药学专家、法国工业协会代表等组成；其次，根据药品应用价值评价结果决定是否给予报销以及报销比例，同时依据经济价值评价提出价格建议；最后，卫生服务产品经济委员会根据药品评价结果和价格建议，与药品生产企业进行谈判，以协议的形式确定药品零售价格和报销比例，协议期限一般为 4 年。同时，政府也会采用利润控制法限制药价，如果制药公司纳入社会医疗保险目录的一种药品的销售利润增长超过协议同意的目标，则需要向政府偿付。通过政府定价和处方药基本全部纳入医保报销的药品供应保障政策，法国政府有效保障了基层医疗药品的优质低价，既保障了药品生产的品类丰富，又严格控制了药品供应价格，大大降低了农村居民卫生费用中的药费支出。

6.2.3　农村医疗保障体制

法国农村基层医疗体制的发展与法国医疗保障制度的改革具有密不可分的关系，通过历年改革发展，法国已建立了全面覆盖农村居民、多层次的医疗保障制度。法国的医疗保障制度主要包括医疗保险体制和社会救助制度两大组成部分。目前，法国已建立以基本医疗保险为主，补充医疗保险并存的多层次医疗保险体系。其中，全体农村居民必须参加基本医疗保险，补充医疗保险则自愿参加。医疗保险在法国农村基层医疗保障制度中占具主体地位。

1. 医疗保险体制

法国覆盖农村居民的医疗保险体制主要包括两个部分：基本医疗保险和补充医疗保险。

（1）基本医疗保险（又称社会医疗保险）。法国基本医疗保险是普惠制，采取强制形式，全体公民必须参加，它是法国医疗保障体制的基础。法国基本医疗保险体制采取"政府决策、民间运作、垂直管理"的模式。医疗保险决策由中央政府提交议会批准，中央和地方保险机构作为政府的受托人，按照与政府签订的协议经办基本医疗保险业务，保险征收的资金进入国家设立的基金和管理机构进行管理，实行"收支两条线"。从筹资角度看，基本医疗保险基金的 58% 来源于雇主和个人缴费，36% 来源于社保税收，只有 6% 的经费由政府财政支持。法国是医疗保险制度较早萌芽和发展的国家之一，早在 19 世纪末 20 世纪初，法国政府制定了对工商界领薪酬人员伤残保险的规定，1928 和 1930 年的《社会保障法》进一步确定了工商界领薪酬人员享有医疗保险的权利。1945 年之后，法国逐步推进初级医疗保健的人人可及，以公平性和可及性为医疗体制建立的核心理念，开始建立普遍社会保险制度，以保障初级医疗普遍可及的实现。1960 年，基本医疗保险首先覆盖了农业从业人员，1975 年，覆盖了失业青年，此后基本医疗保险逐渐扩大到全体公民。

2000 年，法国通过《全面医疗保险法案》（Couverture Maladie Universelle，CUM），法案确立了为所有合法居民提供基本医疗保险的制度。2016 年，法国通过了最新的医疗保障法案——全民医疗保险（Protetion Universelle Maladie，PUMA），取代 CUM，这个改革简化了申请全民医疗保险的标准，保证每个在法国稳定常规居住的居民都得到全面和有延续性的医疗保障。在法国，不论职业、性别、经济状况和家庭出身如何，只要是合法的居民都可以获得基本医疗保险，法国基于量能原则，要求雇主和个人按贡献（收入）缴纳一部分费用进入基本医疗保险基金，而对于收入水平低于一定标准、缴费有困难的公民，政府通过财政资金出资为这些人群购买基本医疗保险。基本保险费征收又称社会保障金分摊，个人是基于工资收入水平分摊，而雇主则依法每 3 个月缴纳一次社会保险费。

目前，法国社会医疗保险（基本医疗保险）已覆盖 99.9％的公民，通过全覆盖的基本医疗保险制度设计，保障每位农村居民都能获得基本所需的医疗服务。

（2）补充医疗保险。法国在基本医疗保险之上建立了多层次的补充医疗保险制度，补充医疗保险由公共基金和私人医疗保险两部分组成，为农村居民提供更高层次的医疗保障。

①公共基金。法国政府通过公共基金，覆盖更广泛的人群和实现更全面的医疗保障。2000 年，法国政府通过 CUM，承认公立补充医疗基金的合法性，为买不起私人医疗保险以及享受补偿基本医疗保险的公民提供补充医疗保障。其中，对月收入低于 562 欧元的公民提供免费补充保险，既扩大了医疗服务的普遍可及性，又实现了更高的保障率。CUM 实施后，仍有 6％的公民没有补充医疗保险，虽然这部分人收入处于补充保险的收入线以上，但未达到可以支付私人补充健康保险的水平，政府利用财政经费对这部分人员进行资助。例如，对约 100 万月收入低于 600 欧元的公民，政府每年为每人出资 1200 欧元帮助其购买基本医疗保险和补充医疗保险；对约 500 万月收入在 600～1000 欧

元的人员，政府每年为每人出资 330~350 欧元帮助其购买补充医疗保险，基本医疗保险则由本人负责。政府每年约划拨 30 亿欧元财政资金帮助这部分经济困难人群购买基本医疗保险和补偿医疗保险。

②私人医疗保险。私人医疗保险由公民自愿购买，主要保障社会保险共保比例中农村患者自负的部分，以及某些药品的社会保险赔偿额低于市场价格的差价部分。由于大部分私人医疗保险囊括了社会医疗保险外几乎所有需要个人付费的项目，因此购买私人医疗保险的大多数法国人都能获得完全的医疗保障。

从法国报销的医疗费用看，基本医疗保险约占 75%，补充医疗保险约占 12%，个人自付比例约为 13%。

为了有效控制医疗费用支出，降低医疗保险的风险，法国建立了医疗保险专职稽查员队伍，负责对医疗费用和医疗质量的监控。目前，专职稽查员约有 3000 人，同时还有 7000 多名辅助人员。这些稽查员直接隶属于法国卫生部社会保险总局，法律授权其可以对病人的检查治疗情况以及医院的诊疗情况进行审查，并可直接向法国卫生部提出具体的处理意见。

2. 医疗救助体系

医疗救助体系的主要资金来源是财政资金。由于法国建立了完善的社会医疗保险体系，医疗救助在医疗保障体系中所占比例相对较小。医疗救助主要由地方政府对没有能力获得社会医疗保险的人提供。例如，2000 年针对贫困人口的普遍医疗补助等。医疗救助体系在医疗保险制度之外起补充作用，使全体法国公民都能获得质量良好的初级医疗服务。

由此可知，法国政府通过构建以基本医疗保险为主、补充医疗保险并存的多层次医疗保险体制，辅助以社会救助制度，形成了全覆盖和多层次的医疗保障制度，核心目的是保证每一位法国公民都能获得基本的医疗服务，包括全科门诊服务、眼科、牙科、妇科专科诊所服务和慢性病病人或长期患病病人的检查与复诊等，这已覆盖了全部初级医疗服务内容。

6.2.4 基层医疗的支付结算系统及财政拨出支持力度

6.2.4.1 基层医疗支付结算系统

在没有医疗保险卡时，医院有时会通过寄信的方式向患者索要医药费，而患者则通过邮寄的方式将支票或现金寄给医院；有时患者需要先自己垫付就诊费，随后将相关材料（由医生提供的就诊证明和本人的社会医疗保险证明）邮寄给保险公司就能报销就诊费了。

有了和银行卡绑定的医保卡，在公立医院就诊做检查时，凭社会保险卡办理手续。若要住院，则要将社会医疗保险、辅助医疗保险等情况告知院方，待出院时由院方与有关机构结算，缴纳扣除社会医疗保险报销比例后的剩余部分；在私人诊所就诊做检查时，则需缴纳全额费用。

病人不管在何处就诊、检查或买药，均能得到一张专用的社会医疗保险报销单，上面有医生或药房的签字盖章。医生的处方分两联，病人将报销单填写后附上处方中的一联及药瓶上的标签，寄给社会医疗保险管理处审查。社会医疗保险管理处审查后，通过银行转帐或寄支票等方式将应报销的费用退还给本人，并出具个人自己支付部分的单据。

挂号费、检查费及在公立医院的住院费等由社会医疗保险报销 70％ 费用，生育费以及一些特殊疾病患者的住院费用报销 100％。

6.2.4.2 法国财政对于基层医疗的支持

1. 基金来源

目前法国的医疗保险体制由基本医疗保险、非赢利性互助基金以及商业保险三个部分构成。

基本医疗保险是强制执行的，其基金来源于雇主和雇员，以及酒精、烟草等专项税收。基本医疗保险占工资总额的 19.6％，由企业和职工按比例分摊：企业按工资总额的 12.8％ 缴交，职工则从工资中扣除 6.8％。医疗保险基金实行"收支两条线"，基金的缴纳则由国家和地方的社会保险和家庭津贴征收联盟负责。

此外，政府一般还会给予一定的财政补贴，但近年来，政府强化卫生改革，对基层医疗的财政资助逐渐减少。

2. 支持力度

法国医疗保险体制是社会保险和市场提供相结合的制度，社保收入主要是税收和征收保险费相结合的。医疗保险基金管理基本原则为"以支定收"，对于公立医疗机构采用基金总额控制、病种付费和项目付费等付费方式，并且通过按绩效付费来提高医疗服务质量和控制医疗费用的过快增长"。对于私立医疗机构采用病种付费和项目付费等付费方式。公立医院 100％返还合规医保费用，私立医院返还 80％合规医保费用，剩余 20％费用待收到医疗机构邮寄的相应全部费用说明并在一周内审核返还。

6.2.5 法国农村基层医疗体制的作用结果

法国的医疗体制分为三级。从各级医疗体制机构设置数量上，呈现金字塔结构分布。2004 年，法国颁布并实施的《健康保险法》要求参保人签约全科医生且通过全科医生转诊，全面取消公立医院的门诊服务。因此，法国农村基层医疗体制，主要由开业医生诊所（包括开业全科诊所和专科诊所）提供医疗服务。

法国人口总数超 6700 万人，有 21.6 万名医生，其中基层开业医生占总数的 53％，约 11.4 万名，其中 6.1 万名全科医生在开业诊所提供基层医疗服务，平均每千名居民拥有全科医生 0.9 名，每名全科医生服务 1061 人，平均每千名居民有 6.9 张床位。每千名居民拥有社区卫生服务人员数显示出法国农村基层医疗比较高的医疗密度，但在法国农村地区，全科医生的地理分布高度不平衡，部分全科医生签约了更多的农村居民。

法国的农村基层医疗体制在空间形式上基本实现覆盖全体农村居民且地理位置深入乡村，相对于其他次级医疗体制机构设置数量最大、配置的医务人员最多等，整体上实现了以基层医疗体制为重心的医疗体制空间形式的金字塔分布，但在诊所及基层医生的分布密度上还不太均衡。

6.3 日本农村基层医疗体制实践

日本属于较早实行国家医疗保障体制的发达国家之一。1938 年，日本制定了《国民健康保险法》，建立覆盖全体国民的医疗健保体系。1948 年，日本颁布了第一部《医疗法》，建立了全民医疗卫生服务系统。1959 年再次修订新版本的《医疗法》，要求包括农村居民的全体国民强制性加入医疗保险。虽然，修订后的《医疗法》中规定经过知事审批民间可以自由开设医院，但必须是非营利性机构。1973 年，日本厚生省医师研修审议会建议中首次提到了基层卫生保健的概念，并清楚界定基层卫生保健是与个人及其家属最早接触的医疗保健系统，农村和城市的基层医疗服务的职能是把握初诊患者的总体情况，对个人及其家属在保持健康、慢性疾病的延续治疗和康复承担责任。1997 年，日本政府制定了家庭医生支援制度，制度规定家庭医生的工作不仅包括基本医疗，还包括对患者的身心护理和对患者家属的指导及生活方面的帮助，同时指导养老机构的医疗保健工作。

三级医疗机构即一次（初期）医疗圈、二次医疗圈、三次医疗圈。医疗圈主要是根据区域医疗需求等级划分而不是以地域、地理作为划分标准。一次（初期）医疗圈主要提供门诊服务；二次医疗圈主要针对住院治疗的疾病，根据交通、人口密度、社会经济等要素进行设立；三次医疗圈是指发生频率低、高度专门化的医疗机构。除北海道外的 46 个都府县都有设定一个三级医疗机构（北海道设立了三个医疗圈），而三次医疗圈基本上没有门诊服务，患者基本上都是通过转诊到医院就医。三个医疗圈通过其不同的功能定位，按照患者的看病进程，依次提供从基层医疗服务到次级医疗服务，形成分工明确的分级医疗体制。

6.3.1 农村基层诊疗服务的组织形式和作用机制

6.3.1.1 日本基层诊疗服务体制的载体和组织形式

1. 载体

日本的农村基层诊疗机构主要是一次医疗圈，它以市町村（相当于我国的县镇村）为单位，给农村居民提供门诊服务。患者在患病初期可以通过其来诊断病情，得到基础的治疗，随后根据病情的严重性来选择是否进行二、三次医疗圈。通常情况下，只有一次医疗圈提供农村居民的门诊服务。

日本《医疗法》中规定了关于医疗法人制度，将其定位在满足非营利性和一定的公共性的医疗机构以及不影响医疗行业的非营利性基础上，申请者可以取得法人资格，从而使医疗机构的经营长期化、增加基层的私人医疗机构的数量，让更多的私人资本投入到基层医疗服务中。日本农村和城市的基层医疗法人机构有三大特点：经营的非营利性、内部治理机构的规范性和财务税收政策的特殊性。

2. 组织形式

从 1978 年开始，为了适应人口出生率下降和人口老龄化以及疾病模式的变化，日本政府要求在市、町、村建立农村社区保健站，基本费用由国家和地方财政共同负担。1994年，日本政府颁发了《社区保健法》，其主要目的是从农村居民的医疗服务需求出发，构建一个新的农村社区卫生服务系统，扩大和加强市保健所在社区卫生中的专业技术地位和作用，促进卫生、医疗和社会福利三者的协调。

3. 基层医生的培养

1972年，日本开设了为农村地区培养医生的自治医科大学。通过对学生的经济自主、特殊的招生方案为农村培养了一批扎根农村的医生。学生入学后与校方签订协议，协议规定学生毕业后若在指定公立医院、诊所或者政府医疗机构服务一定年限后，可免除大学学习期间有关的贷款（包括学费、入学费、设备费和生活费用）。而且，自治医科大学招生选拔过程简单，优先选择更愿意去本府行医的医学生，保障了学生毕业后能够前往农村工作。自治医科大学将医院开设在农村，方便学生适应和直接学习如何在农村工作。同时，日本政府提供资金和补助支持。这使自治医科大学能够为日本培养深入基层的医生。

4. 农村社区化医疗服务

日本实施长期护理保险计划，社区在日本农村的护理保险中发挥着培养家庭护理员，提供各种基层保健服务包括健康咨询、健康检查、健康教育等服务的职能。在老龄化程度加剧的背景下，大力发展社区医疗保健服务体系可降低农村医疗费支出增加幅度的问题。

6.3.1.2 农村基层诊疗服务体制的作用机制

1. 首诊和转诊制度

在日本，农村患者先通过在一次医疗圈进行诊断，即在社区医疗的基本诊疗机构（诊疗所、保健所等）进行门诊，包括初诊，亦有复诊。而且农村区域的社区医疗机构对当地居民的生活习惯、环境因素、常见病多发病比较熟知。农村的社区医疗机构也是通过门诊确定是否需要开出转诊文书，并与上级地域医疗支援病院或者特定机能病院联系，选择合适的医疗机构转诊。除急诊外，若患者没有介绍信自行前往上一级医疗机构治疗，则需要缴纳额外的费用。在接受相同医疗救治的基础上，利用价格杠杆能引导患者选择合适的农村基层医疗机构，也是日本政府通过制度设计有效利用医疗资源、降低医疗费用的有效途径。

2. 双向转诊制度

日本农村的双向转诊有三类：一是诊所与诊所间的转诊，日本很多诊所的专科能力很强，诊所间会在地域内进行转诊；二是医院与诊所间的双向转诊，一般地域医疗支援医院和特定机能医院都成立"病诊连携室"或"地域医疗连携室"，通过传真、电话、网络等进行预约、转诊；三是医疗机构与养老康复机构间进行转诊，日本养老服务机构种类繁多、层次分明。但病人可在两类机构间进行转诊。与此同时，诊疗报酬制度进行了相应的调整，规定以治疗急性期为主的医院，其门诊患者中由转诊而来的患者比率应占门诊患者总人数的30％以上，同时平均住院日小于 20 天。例如，一名在地域医疗支援型病院住院 14 天的患者，其急性期加算＝250×10×14＝35 000 日元，此外再加上地域医疗支援型病院住院诊疗加算 29000 日元（2 900 点），平均而言，每年住院患者达 1 万人次的情况下，医院就会多收入 3~4 亿日元，而这部分收入可以用来更新医疗设备。在合理配置医疗资源的情况下，医生能够得到更多的收入，该政策也提高了医院的双向转诊率。

3. 提高农村医生福利、发展农村交通和设施、推广远程医疗

日本政府根据农村区域存在交通不便、资源匮乏、教育落后的传统问题，通过提供高薪酬和改善交通基础设施来吸引全科医生下沉，同时运用一些现代技术如远程诊疗实现农村基层医疗服务的质量优化。例如，给农村配置基础医疗设施后，通过相应设备进行定期诊断，并将一些医疗影片上传到上一级医院，由上级医院帮助诊断。并且通过医疗保障制度提升农村基层医疗服务水平，2000 年日本修订的诊疗报酬中将远程诊疗也纳入医疗保障的付费项目。

4. 实施医疗资源的"两控两调"

一是严格控制医疗资源地区过度集聚 ，调节城市新区和薄弱地区。加强医疗圈规划的刚性，严格控制医疗资源过度集聚地区医院的总体规模 ，暂停省级医院和部分市级医院在主城区扩大床位规模的申请，设立医疗圈发展基金，支持和推进优质医疗资源向农村资源薄弱地区转移。二是严格控制公立医院单体扩张，调整资源结构。严格控制公立医院规模、建设标准和贷款总量，控制公立医院大型医用设备以及开展特需服务的比例，强化公立医院进行资源结构调整，推进优质医疗资源和人才向农村下沉，鼓励大型医院优质资源横向农村地区辐射。

6.3.2　农村医疗药品供应保障机制

日本实行医药完全分业和动态定价策略。日本的医药完全分离开业，无论在农村区域或者城市，病人都需拿医生的处方去独立的药店取药。政府通过"药价标准"的动态定价规则，对处方药价格进行管制。政府先参考市场上最类似的药品价格，确定初始进入价格；而后每年的 4 月份，政府依据每种药品在前一年的零售和平均交易价格，更新该种药品的价格。同时，日本政府通过给予医生"处方费"，对基层医生诊疗服务进行补贴。

6.3.3　农村医疗保障体制

日本医疗保障体制的基本特征是以政府补助、个人交付以及用保险费获得的投资收益作为主要筹资来源。除过高额的医疗费用外，医疗保险组织支付医疗费用的 70%，个人自付 30%。强制性的国民健康保险制度的实施使日本全民健康保险做到较好的程度。日本国民健康保险的管理层次简单清晰，监督机构健全负责。

日本的农村医疗保障制度按照职域划分，固定收入者从工资扣除，无固定收入人群、无业人群、退休人员及其家属定期到当地社会保障事务所缴纳费用。个人支付的费用按照被保险人标准年收入所占百分比计算。

从医疗费用的共付比例制度设计看，农村和城市居民的医疗费用中门诊和住院费用均由医疗保险组织负担 70%，患者自付 30%。对于一些高额医疗费用，可以部分或者全部报销，以及相应地给予一些补贴。一次性医疗费用超过 5.4 万日元（贫困家庭为 3 万）以上的部分可全部报销；同一家庭一个月内医疗费用超过 3 万日元（低收入者为 2.1 万日元）以上部分可以全部报销；一年内超过四次以上的医疗，从第五次起超过 3 万日元（低收入者为 2.1 万日元）以上部分全部报销。此外，政府还给予数额不等的疾病补贴、分娩补贴、育儿补贴和丧葬补贴等，以降低居民的卫生费用负担。

6.2.4　日本农村基层医疗体制的作用结果

日本作为实行国家医疗保障制度的国家之一，通过农村基层的医疗制度构建和创新，形成了覆盖所有农村居民的社区化的农村基层医疗体制。

　　2017年，日本总人口中农村人口占比为6%，属于城镇化比较高的国家。而三个医疗圈主要根据其特定的对象，结合交通等各因素建立。目前，日本实行强制性的国民健康保险制度，使每一位公民都能够在政府的帮助下支付医疗费用，降低个人卫生费用压力。2004年的数据显示，国立、公立医院有1815家，私立医院有7273家，国立、公立诊所有5567家，私立诊所有90898家。对比1995年的数据可知，医疗法人设立的医院和诊所有较大幅度的增长。由此可见，日本的医疗服务机构以私营为主，而其中医疗法人又占较大比例。同时，日本通过医疗法人和独特的管理体制以及足够的法律支持来构建便捷的医疗体制。

　　但是日本仍然存在农村区域医生分布不均衡和城乡医疗资源配置不均衡的问题。1956年，日本政府实施五年医疗计划，开始对一些偏远农村地区，缺少医疗资源的地区实行基层医疗服务保障政策，增加农村地区医疗资源配置的均衡度，提供医疗服务。在1980—1990年期间，医生数量增加了37%，从148815人增加到203797人，每10万人口医生数也从127人增加到165人。即使医生数目增加，日本的医生仍然分布不均。结合农村和城市医疗设施等数据对比来看，医生在生活环境和薪酬考量下，通常不愿意去农村执业。因此，日本政府致力于规模性的培养农村基层医生的同时，还需要解决日本城乡之间医务人员分布不均的问题，如提高薪酬、改善设施、改善农村环境、改善交通来缓解医务人员分布不均的问题。

7 发达国家农村基层医疗体制的实践经验

7.1 政府引导建立农村基层全科医生守门人制度

英国、法国等国在初级医疗体制实践中都建立了全科医生守门人制度，以法规法令强制居民在全科医生处首诊，取消次级医疗机构门诊，政府颁布医疗资源配置指令性规划，以及医保报销杠杆调节首诊行为等措施，建立由全科医生为农村医疗服务主要提供者的全科医生守门人制度，该制度对医疗资源的配置结果与疾病发生和医疗需求的分布规则要求的医疗资源配置结构相匹配。实现医疗资源的合理配置，还可实现医疗控费和资源配置的公平、可及性目标。同时，政府通过完善全科医生培养制度、建立健全首诊和转诊制度、构建全科医生薪酬激励机制等制度安排，引导全科医生资源下沉到农村，以良好的专业技能和执业素养获得居民信任。既很好地承担起农村基层医疗体制守门人的责任，提供绝大部分农村居民的初级医疗服务，又减少国家医疗费用支出。英国、法国等发达国家通过制度构建和创新，引导农村基层全科医生守门人制度建立，以提升整个分级医疗体制的资源配置效率和实现农村基本医疗服务普遍可及性，这对我国农村基层医疗体制构建和改革有一定的借鉴意义。

7.2 创新农村医疗保障制度调节医疗服务供需双方行为

英国、法国等发达国家政府对于农村医疗保障制度进行制度创新，包括调节医保报销比例、对服务提供者采用人头预付制等，以及对农村医疗服务的供给者和需求者行为进行调节。引导农村居民的首诊行为下沉到初级医疗机构，引导优秀的全科医生进入初级医疗层级提供服务，形成全科医生资源下沉、专科医生资源上升以及卫生费用流向初级医疗的资源配置结构，提升初级医疗体制的资源配置比例，发挥医疗体制中农村基层全科医生的守门人功能，从而实现农村基层医疗体制对医疗资源的配置目标——提升农村居民健康水平、控制医疗费用。

一是农村基层医疗保障制度通过制度创新对服务供给者的行为进行调节。例如，英国医疗保障制度对农村医疗服务提供者引入了颠覆传统的新的支付方式——人头预付制。在传统的按项目支付制下，是医生提供越多的医疗服务项目获得的收入越多，激励医生增加医疗服务项目以获得更多收入，这与国家的医疗控费目标是相悖的。人头预付制对全科医生按签约居民先进行一年的人头预付，对医生行为产生了这样的调节作用：激励他们积极保障居民身体健康以留住和吸引更多的居民签约、减少对次级医疗机构的转诊以少支付转诊费用（通常全科医生将病人转诊需要向转诊机构支付一笔固定费用）、控制病人的治疗项目以获得更多的预付剩余，这样的制度创新使全科医生的行为目标与居民、政府的目标一致——积极提升居民健康水平、控制医疗费用。

二是医疗保险制度通过制度创新对服务需求者的行为进行调节。发达国家的政府通过调节保险报销比例激励居民在全科医生处进行门诊。法国政府监管的社会医疗保险机构和美国的健康维护组织保险机构等，都设定了这样的制度：对于不在签约全科医生处进行首诊而直接到专科医生或医院进行门诊的参保农村居民，降低报销比例或不予报销医疗费用。结果是一方面提升了初级医疗机构的医疗服务利用率，使医疗费用更多地流向初级医疗机构；另一方面，促使社区首诊制度的形成，促进分级医疗体制形成金字塔布局，降低整个医疗体系的卫生费用支出。

由此可知，发达国家不仅通过农村医疗保障制度保障初级医疗服务的广泛可及性和公平性，而且通过医保杠杆调节农村医疗服务供需双方行为，最终使其与政府目标一致——提升农村居民整体健康水平、控制医疗费用。

7.3 构建竞争性的农村基层医疗供给主体结构

尽管发达国家采用不同的医疗卫生制度，但以英国、法国为代表的农村基层医疗体制实践存在一个共通性——它们的农村基层医疗服务提供都运用了市场化手段进行调节，不论是采用社会医疗保险制度的法国，还是采用国家医疗保障制度、实行公费医疗的英国，其初级医疗体制都运用市场手段进行调节，构建了竞争性的农村医疗供给主体结构，以优化医疗资源配置效率和提升农村基层医疗服务供给质量。英国、法国的农村基层医疗制度设计通过构建竞争结构的农村基层医疗服务供给主体，其首要目标就是优化医疗资源配置效率——降低医疗费用、提升医疗服务质量。

英国、法国等发达国家政府通过制度引导和保障，构建竞争性的初级医疗服务供给主体结构，积极引导和鼓励私人医疗机构——主要是开业诊所成为农村基层医疗服务的供给主体，而后通过人头预付制设计赋予农村基层医疗服务的需求主体——农村居民对医疗服务提供者的自由选择权。私人开业诊所以营利为目标，为了取得市场竞争优势、获得更多收益，必须提高医疗服务质量和降低医疗成本，因而通过构建竞争结构的初级医疗服务供给主体，实现医疗资源的优化配置。事实上，无论是发达国家还是发展中国家，对医疗服务提供者包括农村基层医疗服务提供者的改革大方向就是引入竞争机制。

7.4　形成医药分业、价格干预的农村药品供应保障制度

从发达国家的基层药品供应保障制度实践可以看出，实行医药分业和对社会保险基金或财政资金采购目录药品进行价格干预，是各国农村药品供应保障制度建设的共同内容。

首先，英国、法国、日本等国通过医药分业，割断开业医生和医药企业的利益链条，防止农村医疗医务人员开具大处方、使用高价药、小病大检查，增加不必要的医疗费用、加重个人和社会的卫生费用负担，从而损害资源配置效率。该制度优点显而易见，目前是世界大多数国家的选择。

其次，发达国家的政府对进入医保目录或通过财政资金采购的药品都以不同方式进行了不同程度的价格干预。这些医保目录或财政资金采购的药品涵盖了大部分的基层医疗机构用药。在初级医疗服务供给上以市场为主导的发达国家，在药品供给上体现了一定程度的计划性——政府直接定价或规定固定药品的利润率。英国对以 NHS 预算支付的处方药，采用利润水平控制的方式进行严格的药价管控。法国对列入社会医疗保险目录的药品（占市场流通药品的95％）实行政府直接定价，一药一定价。甚至连一向保护和鼓励大药企发展的美国，也对进入社会医疗保险和医疗救助目录的药品实行强制性折扣和限价。这对于实现农村基层医疗服务的普遍可及性，使农村居民能够在经济上负担起初级医疗服务中药品费用开支，具有重大意义。分散的居民个体作为药品需求者，面对具有垄断性质的药企，处于非常弱势的地位、议价能力极低，在政府

不发挥作用的前提下，药品价格往往是由垄断药企自行决定，居民只是药品价格的接受者，这样形成的药品价格往往远高于其价值，大大增加了居民个人、国家财政、社会保险的医药费用支出，降低了资源配置效率。政府通过财政资金采购、医保用药的药品价格管控，获得最优惠的药品采购价格，可减少国家医疗卫生费用支出，增加初级医疗服务的经济可负担性，并提升其可及性。

英国、法国、日本等发达国家实行医药分业和对社会保险或财政资金采购药品进行价格干预，以实现医疗控费和增加基层药品供应的可及性的制度建设，这对我国农村医疗体制改革和完善农村药品供应保障制度具有重要意义。

表 7-1 英国、法国药品供应保障体制比较

国家	医疗体制	是否医药分业（是/否）	定价依据	管理部门	药价管理范围	干预方式
英国	国家医疗保障体制	是	利润控制；趋于以价值为基础的定价方式	卫生部及下属机构	专利处方药	严格的药品价格管制计划
					非专利处方药	最高限价制度
法国	社会医疗保险制度	是	根据药品生产经营成本及医疗效果等因素直接定价	药品经济委员会和药品透明委员会	列入社会医疗保险目录的药品，约占处方药品种的95%	实行政府直接定价

综上所述，发达国家对农村基层医疗体制的构建和创新，包括引导建立农村基层全科医生守门人制度，完善和创新农村医疗保障制度调节医疗服务供需双方行为，构建竞争性的农村基层服务供给主体结构，以及形成医药分业、价格干预的农村药品供应保障制度。政府颁布政策、法律，提供制度环境保障和推动医改，对于实现农村基层医疗服务的高效递送，逐步形成更合理的分级医疗体制供给，从而使农村基层医疗体制对医疗资源的配置结构与疾病发生规律和医疗需求规则要求的医疗资源配置理想状态相匹配。通过实现农村基层医疗资源配置相对二、三级医疗机构的更高密度、深入村镇（农村社区）、均匀分布，形成遵循医疗资源配置金字塔结构原理的资源供给，更好地实现农村基层医疗服务的高效、公平和可及的目标，这对我国农村基层医疗体制的改革和创新路径，有一定的借鉴意义和启示作用。

8 我国农村基层医疗体制发展三阶段和当前问题

本章对我国农村基层医疗体制的萌芽、发展沿革和现状进行了详细地分析，探讨农村医疗体制存在的问题、不足及其根源，可为我国农村基层医疗体制改革提供实证基础和改革突破方向。

8.1 我国农村基层医疗体制发展三阶段

我国农村基层医疗体制的发展历程，在经济体制改革和整个医疗体制改革的历史背景深刻影响下，可划分为以下三个阶段：1949 年到 1978 年十一届三中全会前，计划经济时期的农村基层医疗体制萌芽和发展阶段；1978 年实行改革开放到 2005 年国务院公布《中国医疗卫生体制改革调查报告》，"首轮医改"时期的农村基层医疗体制发展阶段；2006 年至今，"新医改"时期农村基层医疗体制发展阶段。

8.1.1 计划经济时期农村基层医疗体制的萌芽和初步发展

1949—1978 年是我国农村基层医疗体制的萌芽期，建立了与计划经济相适应的、具有社会主义福利制度特点的农村医疗体制。以计划经济为基础的社会发展状况决定了该阶段农村基层医疗体制的计划体制特征，国家按计划配置医疗资源到农村医疗层级，由国家和集体决定资源的分配包括统一分配医疗费用、人力资源，统一安排农村医疗机构发展规模、收费标准等。

我国在这一时期产生了农村基层医疗体制的雏形。20 世纪 50 年代，欧美国家在产业革命中社会经济迅速发展，开始关注并认识到保障人民的健康、建立人人可及的初级医疗保健制度是经济持续增长的需要，提升国民健康水平能有力保障保证劳动力再生产的重要性。至此，开始了从政府层面主导或引导形成以农村和城镇基层医疗为第一级的分级医疗体制，世界卫生组织同时倡导各国构建合理的分级医疗体制。在此全球背景下，我国的农村基层医疗机构开始萌芽和发展。

20世纪60年代，我国颁布对基层卫生力量和卫生组织建设的相关文件，明确提出构建农村基层医疗服务体制。原卫生部在1957年发布《关于加强基层卫生组织领导的指示》，明确提出加强农村基层卫生力量[①]和卫生组织建设，将农村基层医疗服务网作为制度建设重点内容。这一时期农村基层医疗体制的萌芽和初步发展重要表现之一就在于农村医疗机构蓬勃发展、数量不断扩大、类型不断创新。其中群众创办的基层医疗机构迅速发展，数目甚至超过国家举办的初级医疗机构，成为基层医疗服务的重要力量。农村基层医疗机构的数量快速增长、多种组织形式的诞生，是我国农村基层医疗体制萌芽的重要标志。

1. 载体和组织形式

这一阶段农村基层医疗服务机构，按位置分主要包括乡、镇卫生所、联合诊所、农业社保健站等。按性质分，主要包括国家举办和群众举办的农村基层医疗机构。群众举办的农村基层医疗机构一般为集体经济性质，该类医疗机构数目最多、力量较大，主要包括个体开业医生自愿组织起来的联合诊所、乡卫生所，农业生产合作社举办的保健站，以及个体开业医生、兼务农业的医生等农村基层医疗机构。[②] "农业生产合作社举办的保健站，在某些农业合作化发展较早的地区建立的较多，约有一万余个" "个体开业医生自愿组织起来的联合诊所、乡卫生所1956年以来发展迅速，据统计城市联合诊所、乡卫生所全国已有五万所以上"。此外，不容忽视的农村基层医疗力量还有个体开业医生和兼务农业的医生，组成了一支数量巨大的农村医疗服务供给有生力量[③]。

这些农村医疗机构在承担最基本的医疗服务功能之外，也承担卫生服务功能，深入基层、乡村，为居民提供"就近服务"，广泛分布在乡、镇、街道、农村生产合作社等基层区域。[④]

这一时期被世界卫生组织誉为中国医疗卫生革命的法宝的农村合作医疗和依附于集体经济收益的赤脚医生，深入基层、街道、乡村、厂矿，分布密度相对医院较高，分布较均匀，很好地承担了在全国各区域、城乡之间的最基本的

---

① 这一时期的卫生力量含医疗机构和卫生机构两类。
② 原卫生部1957年发布《关于加强基层卫生组织领导的指示》。
③ 参见原卫生部1957年发布《关于加强基层卫生组织领导的指示》。
④ 原卫生部1957年发布《关于加强基层卫生组织领导的指示》。

医疗服务的供给和递送。

2. 作用机制和作用效果

这一时期，以计划经济为基础，按计划配置医疗资源，政府从社会整体利益出发来规划医疗资源配置，十分注重保障最基本的医疗服务全民可及性，因而将农村基层医疗置于分级医疗体制中相对重要的位置，构建了以农村基层医疗为重心的医疗体制金字塔型布局。该阶段，政府尤其注重农村医疗服务体系的建设，在农村地区形成以县医院为龙头、乡镇卫生院为枢纽、村卫生室为基础的三级医疗预防保健网络。以农村基层医疗为重心的分级医疗体制雏形的形成，一定程度上响应了疾病发生金字塔分布客观规律对医疗资源配置的客观需要，提高了我国该阶段的医疗资源配置效率，以仅占国民生产总值的3％的卫生费用实现了对5.2亿农村人口和2.8亿城镇人口的基本医疗服务的覆盖。

在当时国家经济发展水平比较低，农村居民对医疗服务需求还处于最基本层次的条件下，以较低的医疗费用支出实现了农村最基本医疗服务的普遍保障，并且获得了较好的健康产出。1950—1975年，我国婴儿死亡率从195‰降到41‰，人均预期寿命从40岁提高到65岁。通过比较有效的分级医疗制度供给，尤其对农村基层医疗体制高密度的医务人员资源配置布局，"中国用占国民生产总值百分之三左右的卫生投入，大体上满足了几乎所有社会成员的基本医疗卫生服务需求，国民健康水平迅速提高，不少国民综合健康指标达到了中等收入国家的水平，成绩十分显著，被一些国际机构评价为发展中国家医疗卫生工作的典范"。1978年，世界卫生组织在阿拉木图召开会议讨论"到2000年人人享有初级医疗保健"时，会议指出当时中国的医疗体制以较低的医疗费用支出实现全民基本医疗服务普遍覆盖和显著的国民健康水平提升，是各国学习的典范。

在生产力相对落后的计划经济时期，由国家和集体承担绝大部分农村医疗费用的模式基本构建起一个以农村基层医疗为重心的医疗体制供给布局，保证农村居民享受最基本医疗服务的权利。这样的医疗体制供给一定程度上响应了疾病发生金字塔分布对医疗资源配置的客观需要，因而能够以较低的医疗费用支出实现全体农村居民的最基本医疗服务的普遍保障。

3. 存在的问题

这一时期的农村基层医疗体制是适应计划经济体制建立起来的，其存在的主要问题有以下几点。

第一，农村基层医疗服务以一种强制性普遍免费或低价的模式提供，在国家经济发展水平比较低，人们对医疗服务需求还处于最基本层次的条件下，可以较低的医疗费用支出保障全国人民普遍获得最基本的、非常有限的农村基层医疗服务。但当农村居民的医疗需求变得多元化、对医疗服务质量的要求升级后，该模式不再能满足农村居民的医疗需要。

第二，计划经济条件下医疗服务投入和专业技术教育达不到医疗服务体系迅速扩张的要求，致使农村医疗服务的总体技术水平和医务人员业务素质较低。

第三，过分严格的政府计划管理，影响农村医疗服务机构及医疗人员的积极性和创造性，基层医务人员缺乏提升医疗服务质量的动力，影响农村基层医疗服务质量的提高。

8.1.2 "首轮医改"时期的农村基层医疗体制演变

从 1978 年实行改革开放到 2005 年国务院发展研究中心公布《中国医疗卫生体制改革调查报告》的"首轮医改"时期，初步建立了社会主义市场经济过程中的农村基层医疗体制。

十四届三中全会提出，建立社会主义市场经济体制就是要使市场在国家宏观调控下对资源配置起基础性作用，经济结构改革进入更深层次的阶段，国家将国有企业的市场化改革经验引入医疗领域，开始了具有市场化倾向的基层医疗体制改革。其中，农村医疗保障制度在 20 世纪 80 年代后，以新型农村医疗合作保险为主，基层医疗保障面收窄，严重影响了农村基层医疗资源配置的可及性，药品生产流通秩序不规范，药品费用上涨过快。

从 1978 年改革开放到 1993 年十四届三中全会召开之前，这一阶段是中国医疗体制市场化改革的初始阶段。政府通过"只给政策不给钱"的行政手段，减少对医疗机构的财政投入和补贴迫使其走上市场化道路。1979 年，时任卫生部部长钱信忠在全国卫生厅局长会议提出"运用经济手段对医疗卫生事业进行管理"。1985 年，国务院批转原国家卫生部的《关于卫生工作改革若干政策问题的报告》提出的"必须进行改革，放宽政策，简政放权，多方集资，开阔发展卫生事业的路子，把卫生工作搞活"。1992 年，国务院制定颁布《关于深化医疗体制改革的意见》，提出"吃饭靠自己，建设靠国家"精神，督促医院持"以副补主，以工助医"方针，鼓励竞争创收，补贴开支亏损。1993—2006年，十四届三中全会明确提出建立社会主义市场经济体制就是要使市场在国家宏观调控下对资源配置起基础性作用以后，医疗体制改革进入深化阶段。

1. 载体和组织形式

这一阶段农村基层医疗服务的供给载体出现了重大变化。

在计划经济时期遍布全国广大农村，提供最基本医疗服务的赤脚医生、乡村保健站开始大量消失。随着这些深入农村、真正处于基层的医疗服务机构和赤脚医生队伍的迅速消失，农村大量地区出现了基层医疗服务无法覆盖的空白区。农村基层医疗体制配置医疗资源的覆盖广度和分布密度大幅削弱。随着人民公社体制的解体，合作医疗制度覆盖面也大范围的萎缩，由合作医疗支付的赤脚医生一部分退出初级医疗服务队伍，一部分转变为新体制下的个体开业医生。20 世纪 90 年代，随着城市化的加速，城市打工人群的收入已经超过部分乡村医生的收入，乡村医生的数量开始大量降低。特别是在中西部地区，随着人口大量外迁，不少乡村医生放弃医生职业，成为一名普通的农民工。而 2003 年以后，随着政府启动新型农村合作医疗制度，新型合作医疗制度实行门诊账户和大病统筹的筹资方式，在农村基层采取"定点诊所"的管理制度，门诊账户的资金只能在定点诊所进行消费，农民居民看病费用只有在定点诊所消费才能报销。2003 年以后基本实现了一个行政村一个诊所，原来没有诊所的行政村，也聘用了新的乡村医生。但一些调研表明，实际上部分乡村诊所设立以后，由于医生的诊疗水平一般和经验不足，也仅仅是起到了售卖药品的功能，并没有真正实现初级诊疗服务的供给。尽管这一时期农村地区初级医疗机构的数量有所恢复，但对农村地区基层诊疗服务递送并没有多大的改善。

由此可知，这一阶段初级医疗服务载体和组织形式开始向多元化发展，但深入广大农村的初级医疗机构开始大量消失，而真正能承担农村基层诊疗服务供给的载体又尚未很好发育，在农村的医疗服务组织和载体规模大幅降低，农村基层医疗服务的可及性大大下降。

2. 作用机制和作用效果

1978 年到 2005 年的"首轮医改"时期，基层医疗体制转向市场化方向改革的过程中，随着计划经济时期形成的深入广大农村区域的基层医疗机构大量消失，计划经济时期建立的保障全民基本医疗服务可及性的三级医疗保健网被打破，而新的能深入广大农村、递送基层诊疗服务的载体又未很好发育，该阶段的农村基层医疗服务供给从机构设置和分布密度都出现问题，农村医疗资源配置的空间密度开始降低，部分西部地区，贫穷、边远地区甚至出现空白，全国层面的农村基层医疗服务都比较薄弱，农村医疗服务供给出现了一定程度的缺失，也失去了其在整个分级医疗体制供给中的重心地位。

从经济可负担性来看，这一时期基层医疗体制的急剧变迁中，国家对药品和医疗服务费用都缺少干预，公立初级医疗机构从主要依靠财政补贴到"吃饭靠自己"、自负盈亏，起初纷纷出现亏损，因此依靠提高医疗服务价格和药价、开大处方来弥补亏损，医药价格飞涨。

同时，由于这一时期的政府强调效率而较为忽视初级医疗服务的可及性目标，农村基层医疗保障范围收窄，据统计 2003 年，80％农村人口基本无医疗保障，农村居民对基层医疗服务的经济可负担性大大降低。

由此可知，该阶段农村基层医疗体制在国家整体医疗制度安排中的地位明显下降，资源配置比例大幅减少。这样的基层医疗体制背离金字塔形的资源配置结构，使卫生费用激增、医疗资源配置效率下降。

2005 年，国务院发展研究中心发布中国医疗体制改革调查报告，指出 2005 年以前的医改"总体上讲是不成功"，具体表现为"中国的医疗卫生体制不仅比以往任何时候都更加昂贵，而且不公平并效率低下"。

3. 存在问题

第一，从这一阶段农村基层医疗服务供给看，农村初级诊疗机构设置数量不足、分布不均匀，农村医疗服务的可及性和公平程度都比较差。农村医疗服务工作薄弱，造成农村居民大量涌向大医院获得门诊等初级医疗服务，引发"看病难""看病贵"等问题，同时造成大医院为满足广大农村居民的普通病、常见病治疗需求而不断扩张，为我国此后分级医疗体制形成倒金字塔结构埋下伏笔。

第二，从这一阶段的初级医疗保障看，从福利制度下的公费医疗转向以新型农村医疗合作保险为主的社会医疗保险制度，政府忽略了医疗保障的普遍可及性，医疗保障覆盖面狭窄，80％的农村居民处于基本医保覆盖之外，一定程度造成农村医疗服务的可及性降低、农村居民医疗费用支出增加。

第三，从基层医疗药品供应保障制度看，政府对药品从统购统销到放宽管控转型，对药价干预力度降低，同时公立医疗机构为弥补自身亏损提高药价，开大处方，损害了农村居民对基层医疗药品的经济可负担性，同时增加了国家和个人的卫生费用支出。

综述之，这一时期农村基层医疗在分级医疗体制中，资源配置空间密度和均衡度出现显著下降，原先深入农村的基层医疗机构和赤脚医生队伍大量消失，农村居民获得门诊服务需要到费用昂贵的大医院。配套的农村医疗保障制度覆盖面降低使农村医疗服务可及性下降。农村基层医疗体制在整体医疗体制的地位弱化，医疗资源向大医院等高等级医疗机构不断聚集，逐步形成倒金字塔形的分级医疗体制布局，出现了农村居民"看病贵""看病难"等问题。

8.1.3 "新医改"时期的农村基层医疗体制发展

2006 年至今，新医改时期的农村基层医疗体制建设包括 2006 年至 2009 年首轮医改向新医改启动的 4 年过渡期和 2009 年颁布新医改方案至今的两个阶段。在前一阶段的医疗体制改革中，"看病难、看病贵""以药养医"和"医保覆盖率低"等问题突出，经过 2006 至 2009 年的大讨论，2009 年 4 月《中共中央国务院关于深化医药卫生体制改革的意见》（史称"新医改"方案）正式公布。针对当时我国医药卫生事业发展水平与人民群众健康需求及经济社会协调发展要求不适应的矛盾还比较突出，城乡和农村区域医疗卫生事业发展不平衡，资源配置不合理，农村医疗卫生工作比较薄弱，医疗保障制度不健全，药品生产流通秩序不规范，医药费用上涨过快，个人负担过重等问题，提出了新医改的基本原则和总体目标。

在这一阶段，我国政府逐步确立了以强化农村和城市基层医疗为重点建设分级医疗体制，将农村基层医疗作为分级医疗体制建设的重点内容。2009 年 3 月，标志着新医改正式启动的《中共中央 国务院关于深化医药卫生体制改革的意见》（中发〔2009〕6 号）颁布，提出了基层医疗服务机制的建设和改革相关目标，文件明确规定将"健全基层医疗卫生服务体系"作为未来重点改革内容之一，"加快农村三级医疗卫生服务网络建设，……建成比较完善的基层医疗卫生服务体系"，加强基层医疗卫生人才队伍建设，特别是全科医生的培养培训，着力提高基层医疗卫生机构运行机制和服务模式。

2015 年，《国务院办公厅关于推进分级诊疗制度建设的指导意见》（国办发〔2015〕70 号），首次明确提出了"以强基层为重点完善分级诊疗服务体系"，强调确立基层医疗首诊和通过基层医疗转诊的制度；强化全科医生在农村和城镇基层医疗服务中的作用；提高基层医疗诊疗服务人次和占比从而涉及到农村基层医疗在分级医疗体制中的占比问题的初级医疗体制建设重要内容。从政策层面提出了以基层为重点建设分级医疗体制，这对于我国重新审视分级医疗体制中农村基层医疗体制的地位具有重要的实践指导意义，但关于建设分级医疗体制为何要以强基层为"重点"，以及如何确立农村基层医疗资源配置比例，尚未给出具体的理论阐释。

从 2006 年至今，我国的农村基层医疗服务的载体和组织形式变得更加多元化，多种经济性质的农村医疗服务主体开始出现，随着社会资本大量进入基层医疗服务层级，农村基层医疗服务的供给更加多层次、多样化，致力于满足农村居民多样化的健康需求。

从农村医疗保障制度看，从首轮医改时期建立的新型农村合作医疗保险为主的、覆盖面较窄的社会医疗保险制度（仅覆盖 20％的农村人口），转变为以覆盖全体农村居民为目标的基本医疗保险，包括新型农村合作医疗的社会医疗保险及医疗救助体系的农村医疗保障制度。其中，城镇居民基本医疗保险和新型农村合作医疗保险合二为一，以解决重复投保问题和实现更广泛、更公平的社会医疗保险筹资责任分摊，使农村居民和城市居民一样，更公平地享受初级医疗保障待遇。

基层药物供应保障制度，首轮医改时期对药物价格和医疗机构用药放宽管控、减少政府干预，导致药价飞涨，医保费用中药费支出不断膨胀。新医改时期，确立了国家基本药物目录体制，一定程度减轻了居民药费支出负担，初步形成了基层医疗用药生产、流通、使用的运行体系，完善了基本药物制度和基层医疗运行新机制。具体表现为：地方增补药品规范严格，政府通过培训基本药物知识、竞聘上岗、执业考核挂钩的方式引导基层医务人员规范使用基本药物。随着基本药物制度初步建立，农村基层医疗基本药物零差率销售实现全覆盖，保障了普通农村居民对基本药物的经济可负担性、更好地实现医疗服务的可及性。从 2009—2012 年，基层医疗机构的药品收入占其平均总收入的比例从 50.25％下降到 40.49％。药价下降，减轻了农村居民用药负担，也有利于医保控费。

据 2019 年的《中国统计年鉴》显示，全国基层医疗卫生机构共 94.43 万个，其中社区卫生服务中心（站）3.5 万个，乡镇卫生院 3.6 万个，村卫生室 61.6 万个，诊所（医务室）26.6 万个，基本实现每个乡镇有一所乡镇卫生院，每个行政村有一所卫生室，90％的农村居民 15 分钟内可以到达最近的医疗点，与 2018 年比较，社区卫生服务中心（站）、诊所虽有所增加，但乡镇卫生院、村卫生室减少。基层医疗机构床位 163.11 万张，其中社区卫生服务中心（站）23.74 万张，乡镇卫生院 136.99 万张。基层医疗卫生机构现有医务人员 397.8 万人，其中乡镇卫生院 139.1 万人，村卫生室从业人员达 144.1 万人（含卫生院在村卫生室工作人员），占全国卫生人员总数的 11.18％。与 2018 年相比，2019 年村、镇医疗机构床位和医务人员数都有所增加。随着新医改政策不断向纵深发展，我国已经基本建立了一个总体覆盖全国国民的医疗服务供给体系，但当前农村医疗卫生服务能力仍然较低，医疗服务供给端表现乏力，我国农村基层医疗服务发展现状离新医改"强基层"的目标仍然存在着较大的差距。

8.2 当前农村基层医疗存在的问题

首先，医疗卫生费用投入低。由于我国农村居民人均卫生费用远远低于城市居民，而相对较低的人均卫生费用就决定了农村医疗的报销比例、医疗基础设施建设投入、医疗软硬件的供给要远低于城市，因此当前的农村医疗服务供给越来越不能满足农村居民对于医疗卫生多样化且巨大的需求。

其次，优质医疗资源供给不足。能够较好满足农村居民的就医需求的优质医疗资源供给不足。优质的医疗资源大多数都"扎堆"在大城市，其中一、二线城市居多，三线城市次之，大城市优质医疗资源的拥有量达到了80％。而农村的医疗设施短缺落后，二甲以上的医院的数量更是有限。

最后，高层次的医务人员严重不足。由于农村发展水平的限制，医疗资源投入不足，薪酬福利较低，职业发展受限，配套生活条件尚不完善，因此大部分医学院毕业的大学生普遍不愿回农村地区从医。农村地区医疗从业人员的学历和职称较低且年龄较大，他们大部分为专科学历，虽然拥有相关的医疗服务经验，但是缺乏专业化的知识学习和专业化的技能培训。高层次医务人员的严重不足影响医疗服务的供给，极大地阻碍医疗服务水平的提高。

总的来说，我国农村基层医疗服务呈现出低水平化、与城市差异较大的特点。这反映出农村基层医疗资源配置不合理。中国特色社会主义建设进入新时代，社会的主要矛盾已经转化成为了人民日益增长的美好生活需要和发展不平衡不充分之间的矛盾，而农村医疗服务存在的不平衡不合理的问题导致了农村医疗卫生需求与供给之间的不匹配、不平衡问题。农村基层医疗服务供需的失衡使常见病多发病患者不能在农村基层医疗中得到解决，而是拥挤到城市医疗机构，降低了农村医疗资源的使用效率同时导致城镇医疗服务入口的拥挤。究其原因是农村医疗资源配置不合理、农村医疗供给乏力和效率低下。合理化农村医疗资源配置，积极推进农村医疗服务制度优化是改善农村医疗服务现状、缓解农村医疗服务供需矛盾的重要任务。

我国农村医疗体制在经济体制改革大环境的影响下，经历了萌芽、发展和曲折的变革，初步建立了带有我国经济体制发展历史烙印的基层医疗体制，但目前的农村初级医疗体制存在很多问题和不足，包括农村基层医疗服务资源短缺、服务能力不强、不能满足群众基本医疗服务需求，导致农村居民大量涌向二、三级医疗机构就诊，引起的"看病难、看病贵"等种种社会问题，亟需改革。

9 我国农村基层医疗体制改革的政策建议

9.1 农村基层医疗体制改革在分级医疗体制供给中的构建及其主要内容

我国农村基层医疗体制改革的根本方向是遵从医疗资源配置的金字塔结构原理，使农村基层医疗成为医疗体制分级供给的重心。由于农村基层医疗体制的制度建设主要包括两个方面：在医疗体制分级供给中的分级比例和自身体制的空间形式构建，因此根据医疗体制构建和医疗改革的根本方向，应实现农村基层医疗体制在分级医疗体制供给中作为基层重心的地位和自身体制空间形式高密度、均匀分布、深入社区的构建。

我国农村基层医疗体制改革在分级医疗体制供给中的内容主要包括以下几点：

（1）从空间密度看，根据金字塔原理，基层医疗体制分级比例占据分级医疗体制的重心地位，空间密度为分级医疗的各级中密度最高的。其中，农村每千人口全科医生拥有数超过 0.6 人。

（2）从全科医生下沉、专科医生上升看，全科医务人员为农村基层诊疗服务的主要提供者，专科医务人员不提供或基本不提供农村基层诊疗服务。建立完善的全科医生守门人制度。其中，全科医生在农村医疗服务医生的占比超过 30%。

（3）农村基层医疗体制设计实现空间分布高密度、单位数量人口均匀分布、地理位置深入乡村。

通过对我国基层医疗体制按照以上内容进行改革，实现农村医疗体制对医疗资源配置的金字塔结构原理的遵循，以及对疾病发生金字塔分布客观规律的响应，从而对农村医疗资源配置达到合理状态。

9.2 政策建议

根据上述我国农村基层医疗体制改革的主要内容，针对我国现有医疗体制的问题和不足，本书给出我国农村基层医疗体制改革的政策建议：

（1）形成医疗体制供给以农村和城镇社区基层为重心、以基层为主体的金字塔分布。

先对农村基层医疗体制的功能和在分级医疗体制中的地位进行重新定位，然后对农村基层医疗体制从分级比例和空间形式进行重构。

（2）引入竞争性的农村服务供给主体，实现筹资购买者和提供者的分离。

实现农村医疗服务筹资购买者和提供者的真正分离，引入契约性安排。

构建竞争性的初级医疗服务供给主体结构，鼓励民营资本在社区兴办诊所，逐步改变现有的以公立医疗机构为农村医疗服务主要提供主体的格局，引入私立开业诊所进行补充、形成多种经济并存的农村医疗供给主体结构。

（3）构建农村医疗服务供需双方的平等主体地位，引导保险、基金发挥乡村居民获取医疗服务的代理人作用。

改变患者在医疗服务市场中的弱势地位，推动农村医疗服务供需双方的平等主体地位，从制度上引导各类保险、基金承担起乡村居民购买初级医疗服务的代理人作用，通过构建医患双方的结构性主体实现平等竞争，保障农村医疗服务需求方利益、提高资源配置效率。

促进商业医疗保险及其他类型保险发展，形成医疗保险多元化竞争格局，真正实现乡村居民选择医疗保障机构，医疗保障机构选择农村医疗服务主体的市场传递过程，从而提高医疗服务主体提高服务质量、降低医疗服务价格，优化农村医疗资源配置。

（4）形成医药分业、价格干预的基层药品供应保障制度。

实现农村地区的医药分业，割断基层医疗机构和医药企业的利益链条，消除基层医生开非必要药的驱动因素。

政府对社会保险基金或财政资金采购的药品进行价格干预，对于专利药独家药实行国家谈判机制，以量换价，获得最优惠价格。充分保障农村基层药品供应，减轻乡村居民药费支出负担，降低药费医保支出占比。

（5）创新农村医疗保障制度调节农村医疗服务供需双方行为。

对农村医疗保障制度进行制度创新，改革医疗保障支付制度，调节农村医疗服务供需双方行为，包括调节医保报销比例、对农村医疗服务主体的支付引入人头预付制等，以及引导全科医生下沉农村、跟随患者的卫生费用流向基层，建立全科医生首诊制度。

（6）引导建立农村基层全科医生守门人制度。

完善全科医生培养制度，改革全科医生人事制度，创新全科医生薪酬制度，严格全科医生执业资格，规范全科医生服务流程，配套医疗保障支付、报销比例等制度措施。扩大全科医生数量规模，提升全科医生专业能力，吸引全科医生下沉农村基层，为实现全科医生守门人制度提供基本的人力保障。以优秀的全科医生吸引乡村患者到基层医疗机构进行门诊、获取初级医疗服务，通过全科医生进行分诊和转诊，真正实现全科医生守门人制度，通过建立医疗资源配置金字塔结构，实现医疗控费、提升农村医疗资源配置效率和公平可及性。

（7）实行对基层医疗资源的卫生规划，建立全国乡村地区医疗资源监测机制。

定期颁布国家层面的、全局性的基层医疗资源卫生规划，在坚持市场对基层医疗资源配置发挥决定性作用的前提下，政府通过对农村基层医疗体制供给空间分布的调节，有计划地调节我国某阶段农村区域间、城乡间医疗资源空间分布状态，实现农村医疗资源配置高密度、区域和人群较均匀分布的空间形式。

设立全国范围的基层医疗资源配置监测机制。对地区之间、城乡之间、人群之间的初级医疗资源分布和流动进行实时监控，对初级医疗人员、机构设置、设备设施、卫生费用的分布密度、均匀程度和流动转移进行监测，监测情况用于政府实时调整初级医疗体制空间形式以调节资源配置结构，并为下一阶段的农村医疗资源卫生规划提供参考。

9.3　建设农村基层全科医生守门人制度的创新

在我国农村地区有效构建全科医生守门人制度，必须对现有体制机制进行大力的优化和创新，主要可从全科医生培养制度的创新、雇佣制度的创新、薪酬激励和社会保障制度的创新、全科医生的约束机制构建四个方面着手。

9.3.1　通过人力制度引导全科医生下沉农村基层

理论研究和实践表明，在基层医疗卫生服务层级建立全科医生守门人制度是优化医疗资源结构的必要路径和关键举措。我国要改变医疗资源结构扭曲的现状，解决资源配置不平衡引起的"看病难""看病贵"等问题，必须构建适合国情的全科医生守门人制度，这也是我国医疗体制改革的关键举措。

我国全科医生仅占全国医生总数的 6%。我国每千人口配备的全科医生数只有英国的 1/5，以经济合作与发展组织国家全科医生每千人口配置数 0.6 名医生作为我国的基层医疗体制改革目标，我国将有 68.13 万名全科医生的巨大缺口。

从我国的基层医生学历结构和全科医生培养现状看，尚未形成系统化、标准化的全科医生培养体系。我国基层医疗机构中接受过全科医学教育、拥有全科医生执业资格的医务人员占比很小。2012 年，我国在村卫生室配备的医务人员中有 71550 人甚至无医务人员从业资格证，而且在农村基层医疗机构的医务人员有相当一部分是过去没有接受专门的医学教育的赤脚医生。同时，我国尚未建立完善的全科医生培训体系，设立全科医学系的医学院校较少，对全科医生的培养与专科医生培养同质化严重，没有区分二者的知识结构差异，未能实现差异化培养。

1. 建立全科医生规范化培养体系

我国全科医生占比较低，与国家政策在人员数量和服务质量要求上有很大差距，这很大程度是由于我国没有建立起系统化、标准化的全科医师培训体系，并且对全科医生的培养与专科医生培养同质化严重，没有充分体现全科医生与专科医生的职能分工和服务技能优势。因此，笔者对全科医生规范化培养体系的建议如下：

第一，建立系统化的全科医生的职业培养制度，设立严格的准入门槛。在全国大力发展全科医学专业，增加全科医学学生招生数量。建立四个阶段的标准化培养体系：5 年医学本科课程＋1 年临床基础技能培训＋3 年全科医师规范化培训＋继续教育。在完成前三个阶段取得全科医师执业资格后，规定全科医师必须接受从业继续教育，持续参加学术培训活动、更新专业知识。

第二，对全科医生与专科医生进行差异化培养，实现角色分化和职能互补。近年来，我国的全科医生与专科医生处于同质化竞争中，出现"抢病源"

的问题。应围绕全科医疗的特征功能和服务特点，加快全科医生与专科医生的差异化培养，充分发挥全科医生的首诊功能和综合性、连续性服务特长，使其成为基层医疗服务的最佳提供者。

第三，建设农村全科医生实习和在岗教育的长效机制。

从短期看，通过组建区域的乡镇卫生院—县医院—三级医院联合体，使基层医疗机构成为上一级别医院的分支机构，或者实行城市医院对农村基层医疗机构的对口支援。一方面通过委派专家到农村乡镇卫生院医疗机构坐诊、开设讲座，进行业务指导的方式提高基层医疗机构医生的职业技能；另一方面，定期选派农村基层全科医生到综合医院进行培训学习。

从长期看，医学院校加强与农村基层医疗机构的合作，发展农村乡镇卫生院、县医院教学基地，培育能直接上岗的全科医学学生。鉴于我国目前农村基层卫生服务处于发展阶段，医学学生到基层社区服务愿望不强，高等医学院校可开展定向式培养全科医学专业本科生的工作。高等医学院校通过开设全科医学专业，开展定单式培养，明确学生的就业方向，使有限的资源真正用于愿意到农村基层社区服务的人员。医学院校大力加强与农村基层医疗机构的合作，发展基层服务教学基地，把理论教学和乡镇、村医疗服务实践紧密结合，定期对基层带教师资进行考核和培训，提高其带教水平，逐步提高农村区域全科医学社区教学基地的建设质量。

2. 雇佣方式改革和事业编制松绑

目前，我国公立医疗机构在医生雇佣方式上，虽然逐步推行以聘用制代替行政编制制度，但是由于职称评级制度的存在，一定程度上仍将医务人员固定在公立医疗机构，成为在编人员的终生就业形式阻碍了人力资源的自由流动，因此应改革我国农村基层医务人员的雇佣方式，鼓励农村医务人员多种雇佣方式并存，鼓励农村医疗机构的产权结构多元化，即私人诊所、合伙诊所和国家或集体设立的医疗机构并存。

改革农村基层医务人员的雇佣方式。具体建议如下：

一是，鼓励全科医生在农村开办私人、合伙制诊所或其他医疗机构，逐步增加全科医生诊所在我国农村基层医疗机构中的占比。取得执业资格的全科医生可以根据需要多点注册执业，也可在私人诊所和公立医疗卫生机构进行多点执业。在部分农村村卫生室等引入取得职业资格的全科医生，同时推进乡镇卫生院的全科医务人员占比增加，建立以村卫生室、乡镇卫生院为主要载体的农村基层全科医生守门人制度。

　　二是，加快取消部分村镇和县医疗机构的事业单位编制进程，以聘用制形式消解医疗人员流动障碍，优化医疗资源配置。

9.3.2　建立私人全科诊所薪酬激励制度，改革配套医保支付制度

　　对于私人或合伙执业的全科诊所，建议扩大签约医生的收入来源，改革配套医保支付制度。除去国家拨付的基本公共卫生服务经费，还应将签约居民的全科医生收入与医保支付的医疗服务费连接，覆盖全科医生为签约居民提供的基层医疗服务应获收入。医保对全科医生的支付主要按签约人头预付方式进行。政府每年根据医保基金总收入，确定拟支付给全科医生的人头预付基数，各地可根据地方情况，引入当地平均收入水平、年龄、性别等因素进行调节。

9.3.3　构建全科医生的代理人身份，建立激励约束机制

　　其一，全科医生人头预付制一定程度上赋予了全科医生配置医疗费用的权力，即赋予了全科医生成为居民购买医疗服务的代理人身份。规定全科医生诊断患者后，若患者向高一级医疗机构转诊，每进行一次转诊，则必须向接受转诊的医疗机构支付一笔定额转诊费，这鼓励全科医生积极把患者留在基层医疗机构治愈，控制医疗费用的支出、优化医疗费用配置结构。

　　其二，对作为代理人的全科医生制定约束机制。防止全科医生为尽量将病人留下，出现"当转不转"的情况，规定病人可自由选择全科医生、服务合同一年一签，促使全科医生为防丢失签约居民，积极保障居民的身体健康、努力治愈患者，真正成为为居民健康着想的"代理人"。

9.4　引入农村医疗服务价格动态调整的制度创新

　　目前，我国农村基层医疗机构的医疗服务价格是指医疗机构的医务人员向卫生服务消费者提供医疗技术服务时收取服务费用的标准，包括门诊及住院的各项检查、治疗、手术项目等的收费价格。从 2000 年到 2016 年，国务院相继发布了一系列关于医疗服务价格管理的改革办法，旨在调整不合理的医疗服务价格，体现医务人员的技术劳务价值。随着改革办法的实施，医疗服务价格由政府定价转变为政府指导价和市场调节价相结合的形式。此外，公立医院补偿

由服务收费、药品加成收入和财政补助三个渠道改为服务收费和财政补助两个渠道，调整医疗技术服务价格对补偿医院因此减少的收入是十分重要的。2016年，所有县级公立医院取消药品加成以后，调整健全农村村卫生室、乡镇卫生院和县医院医疗服务价格的补偿机制成为了医药卫生体制改革的重要内容之一。

农村基层医务人员收入缺乏吸引力，使乡镇卫生院、村卫生室这些公立医疗机构引不来、留不住优秀医生资源。农村公立医疗机构医务人员的收入主要是财政拨付的固定工资，医务人员的收入与工作绩效的关联性较低，出现"干多干少一个样"的问题，且相对城镇医疗机构的医务人员的收入构成和收入水平都存在较大差异。这样的薪酬制度没有充分体现农村医务人员的劳动价值，无法很好引导优秀医务人员下沉到农村基层。

9.4.1　农村基层医疗服务价格动态调整的紧迫性

目前，学界对医疗服务价格的动态调整机制的研究还有待深入和完善。由于缺乏依据和标准，公立医院和价格管理的行政部门难以构建医疗服务价格的动态调整机制，医疗服务价格不能体现医疗服务人员的劳动的价值问题难以得到解决。医疗服务定价权集中在市级及以上政府部门，制定以后往往多年不做调整，尽管其价值几经变化，但其价格却一成不变。另外，尽管不同的医院的规模、医疗水平相差很大，却执行着一样的医疗服务价格收费标准，没有价格弹性，与价值规律相违背。

新医改以来，大检查、大处方、医患矛盾激化等一系列问题出现，建立科学、高效的医疗服务价格动态调整机制成为新医改的关键点。尤其是公立医疗机构陆续取消药品加成的改革，给医疗服务价格动态调整机制的建立提出了新的问题。具体如下：一是，有药品差价的药品价格虚高，而医疗服务价格十分低廉，以致形成了"以药补医"医疗服务补偿机制。而取消药品加成后，医疗技术服务费价格仍然普遍偏低。例如，在农村基层医疗机构如的卫生室，其技术要素的贡献没有在医疗服务价格调整机制中充分体现。二是，门诊和住院病人医药费用中，药费占比高达40%以上，而检查费、治疗费、手术费等医疗服务项目费用占比均不超过20%。三是，缺乏科学的医疗服务价格制定机制。虽然一些地区实行了听证会制度、举办专家论证会等形式来获取对医疗服务价格的制定意见，但是缺少医疗卫生服务供给方——医疗机构、医疗卫生服务需求方——人民群众、医疗支付方——社保机构的参与，无法反映基层医疗卫生服务的真实价值。

9.4.2 医疗服务价格动态调整的相关研究

对于目前的医疗服务价格调整机制，学术界进行了初步研究，一些学者得出以下观点。彭颖等（2014）认为，调整医疗服务价格，要综合考虑各方面的因素，精准测算，既要弥补医疗服务成本，防止价格调整不到位，使医院经费出现缺口，医院发展难以为继的情况；又要兼顾医保基金总额控制和社会承受能力，绝不能出现价格调整过大，导致医保基金"穿底"或群众负担加重的现象。王高玲等（2014）、吕兰婷（2015）指出，医疗服务的价格应随着社会经济的发展、市场供求关系的变化以及政府财政的投入水平适时地做出调整。公立医院价格调整不能导致原有价格水平下的患者负担水平有大的波动，调整幅度的确定既要使医疗服务价格调整作为取消药品加成后的补偿机制，也要综合考虑多方面因素：在要弥补医院经费缺口的同时，又要兼顾医保基金总额控制和患者、社会承受能力，根据各地实际情况分别确定。

有学者提出医疗服务价格要与物价同步、与其他城市比较后进行动态调整的思想，这对确定价格扭曲的医疗服务项目，实现医疗服务价格动态调整第一步具有重要的理论价值和依据。徐阔（2011）对镇江市第一人民医院2010年1~6月常用的医院38项护理医疗项目的项目成本与医疗服务价格计算比较后，发现医疗服务价格大多数仍低于其实际成本，即医疗服务项目成本没有得到合理补偿。医疗服务价格得不到合理补偿的一个原因是缺乏灵活的医疗服务价格调整机制。因此，建立健全灵活的医疗服务价格调整机制，根据当年的物价上涨水平和医疗服务项目的测算成本，按一定比例调整医疗服务价格成为必要。王海银（2015）对上海及其他5个城市的医疗服务价格进行了比较研究，采用标准化法，构建医疗服务价格的统一权重，以加权平均价格、价格相对比和价格绝对差为指标比较总体价格水平，并直接比较单个项目价格和归类，以此确定价格扭曲的医疗服务项目。

一些学者研究了国外医疗服务价格调整的政策和做法，这些研究对实现我国医疗服务价格动态调整具有重要启示。李丽等（2008）、袁国栋等（2014）分析了美国医疗服务价格规制政策，发现了费率设定管制和以预付制为基础的按疾病诊断相关组的新医保支付制度对医疗服务价格调整的重要作用。张莹（2010）通过对日本医疗服务价格政策的研究指出，日本医疗服务价格制定以后，每两年进行一次调整。价格调整是根据国家当时的经济、物价增长率、房价等国家宏观经济指标以及全国医疗机构的收支情况为依据进行的微观调整。

李磊等（2014）介绍了哈佛大学 Hsian 于 1992 年提出的在美国、德国、加拿大、日本等国家应用多年的 RBRVS 方法。依据该方法，医生所提供的卫生服务成本可分为医生工作量、开业成本以及接受专业培训教育成本 3 个方面，因此医生所获得的收入应由这 3 项资源的价值成本来决定。也就是说，将医生的工作量、开业成本和所受专业培训的机会成本作为资源消耗因素，测算出医生每次医疗服务的相对价值，客观地计算出医生的劳务报酬。

有学者研究了医院收入结构与社会医疗总费用之间的关系，这对制定可行的医疗服务价格动态调整机制具有重要的参考价值。张希兰等（2013）以 5 级公立医疗机构作为研究对象，收集了 2002—2009 年相关数据并通过回归分析得出，医院收入结构中药费占比、检查费占比与医院年医疗总费用成正比，服务费占比与医院年医疗总费用成反比，说明调整医院收入结构，降低药费占比、检查费占比，增加服务费占比，可以有效降低社会医疗总费用；个人医疗支出结构中的药费占比、检查费占比与人均医疗费用显著负相关，服务费占比与人均医疗费用显著正相关，说明提高服务费占比会增加患者的人均医疗费用。

以上研究表明，要深化医疗体制改革，必须先解决医疗服务价格调整滞后的问题。因此，一个具有可操作性的、符合我国农村基层医疗改革现实的农村医疗服务价格调整机制的构建策略呼之欲出。

9.4.3 农村基层医疗服务价格动态调整的理论依据

商品的价值量不能由个别劳动时间决定，而只能由社会必要劳动时间来决定。社会必要劳动时间是指在现有的社会正常的生产条件、在社会平均的劳动熟练程度和劳动强度下，制造某种使用价值所需要的劳动时间。商品的价格是价值的货币表现，商品的交换也依据等价交换原则实行等价交换，价格围绕价值上下波动。

首先，医疗服务是特种服务，专业性极强，且医疗人员为取得从业资格投入了较高成本。其次，由于医疗技术、知识更新速度快，医护人员为提高专业技术水平，单位及个人均需投入大量的资金和时间。最后，医疗服务劳动强度大、工作时间长且不规律。这意味着医疗服务属于复杂劳动，在相同的劳动时间内，医疗服务的价值远远高于简单劳动。

在现行以成本为基础的定价原则下，公立医院基本医疗服务项目直接按成本定价，非基本医疗服务项目略高于成本定价，按医疗服务项目支付、按病种收费以及对医务人员服务价格的制定均可根据成本测算结果制定。然而，如何正确估价医疗技术服务成本的问题始终没有解决。另外，医疗服务价格不是定得越低就越能保护患者的利益。而医院为了维持收入和医疗服务的特殊性，低价格最终会变相为更不合理的高价格。因此，要调整不合理的医疗服务价格，必须以劳动价值论为基础。要体现医疗人员的劳动价值，在相同的劳动时间内医务人员必须获得远高于简单劳动的报酬。

9.4.4　农村医疗服务价格动态调整策略

在当前全面取消公立医疗机构药品加成的情况下，农村医疗服务价格的调整，既要在一定程度上体现医疗人员的劳动价值，又要满足公共产品的公平性和可及性要求。鉴于目前多数医疗服务项目价格低于其实际成本，以成都市为例，这里将农村基层的医疗服务项目与农村社区医疗服务项目价格近似相等看待，如果某市农村区域经济发展水平低于成都市农村区域发展水平，而对应的医疗服务价格项目高于成都市社区医疗服务项目，则表明成都市农村相关医疗服务项目价格过低，应当适当提高；反之，则应适当降低。因此，所选取的参照对象经济发展水平应当与研究对象具有一定差异。

1. 过渡性医疗服务价格调整方案——参照体系水平比较定价法

本章以成都市为例，且以《成都市医疗服务项目与价格汇编（2016 版）》（以下称为《成都市价格汇编》）中的医疗服务项目和价格为基础，通过对 4179 个医疗服务项目与成都市经济发展水平的比较，确定需要调整的项目和调整价格。为衡量城市经济发展水平，选取相应城市 2015 年的人均 GDP 作为度量标准。通过实证研究法建立相关指标和统计量，将成都市医疗服务项目、价格、经济发展水平和参照对象联系起来，然后运用比较研究法将二者进行对比，从而确定价格偏差过大项目以及拟调整目标价格。本章将这种给予比较和实证研究法的医疗服务价格动态调整策略称为参照体系水平比较定价法。作为一个具有可操作性的过渡性医疗服务价格调整方案，这种基于经济发展水平和医疗服务价格项目之间关系的调整方案只是在短期内适当提高相应医疗服务价格和降低过高的医疗服务价格。要真正体现医疗人员的劳动价值，需要在建立相关数据库的基础上，运用以相对价值为尺度的成本定价法。

成都市医疗服务价格一定程度上也存在扭曲的现象，医疗人员劳动价值没有得到充分体现。2015年，成都市医疗卫生机构收入占比情况如下：财政补助收入596541万元，仅占10.13%；上级补助收入10022万元，占比低至0.17%；医疗收入和事业收入5116835万元，占比高达86.93%。另外，即便考虑到私立医院医疗收入，公立医院的医疗收入占比应该也是非常高的。然而，医疗卫生机构总支出5520047万元，其中人员支出1749523万元，占比低至31.69%。2015年，成都市综合医院门诊病人次均医药费用278.98元，其中检查治疗费91.53元，占比32.80%；出院病人人均医药费用9707.10元，其中检查治疗费2835.99元，占比29.22%。这意味着，成都市医院收入的绝大部分来源于医院自身的医疗收入和事业收入，且在医疗费用中检查治疗费占比较低的情况下，医疗人员劳动价值得不到充分体现，医院极有可能通过其他方式收费获取收入，从而导致医疗资源的浪费以及对患者的不公。

例如，将贵阳的社区医疗服务项目价格与成都市的社区医疗服务项目价格进行类比。2016年的《成都市价格汇编》中共分"综合医疗服务类""医技诊疗类""临床诊疗类""中医及民族医诊疗类"四大类。首先，分部类求得两地的每一项医疗服务价格的比值$X_i = P_{1i}/P_{2i}$（$i=1，2，3，4$），P_{1i}为该部类贵阳市社区医院价格，P_{2i}为该部类成都市社区医院价格。选取$E=$贵阳当年人均GDP/成都当年人均GDP。考虑X_i应服从以E为期望值的正态分布，利用$\sigma^2 = \frac{1}{n-1}\sum_{i=1}^{n}(X_i-E)^2$估计$X_i$的方差，运用理论上的期望值和方差的估计值将$X_i$标准化为$N_i=(X_i-E)/\sigma$。因此，在给定置信水平下，需要调整的医疗服务项目$i=\{i \mid P(\mid N_i \mid \geqslant N_{\frac{\alpha}{2}})=1-\alpha\}$。

在表9-1中，综合医疗服务类价格之比X_i的均值$\overline{X}=1.15$，在置信水平$\alpha=80\%$下，需要调整的医疗服务项目$i=\{i \mid P(\mid N_i \mid \geqslant 1.3)=0.2\}$。由此可以看出，该部类存在$N_i$过大医疗服务项目，说明成都市当前医疗服务项目价格相对于贵阳市的过低，应当适当提高成都市当前医疗服务项目价格。因此，根据各大类医疗服务项目X_i的平均值$\overline{X}$，以此基础上确定目标调整价格$\hat{P}=P_{1i}/\overline{X}$，使其达到各大类医疗服务项目平均值水平。由此求得的$\hat{P}$可以作为医疗服务价格主管部门制定指导价格的重要依据。

表 9-1 综合医疗服务类拟调整目标价格（节选，该部类的均值 $\overline{X}=1.15$）

项目名称	计价单位	P_1	P_2	X_i	N_i	$\hat{P}$
挂号费	次	5.5	1	5.50	5.09	4.80
重症监护	小时	5.5	2	2.75	2.09	4.80
吸痰护理	次	4.5	2	2.25	1.54	3.93
造瘘护理	次	4.5	2	2.25	1.54	3.93
一般专项护理	次	18	4	4.50	4.00	15.72
抗肿瘤化学药物配置	组	13	5	2.60	1.92	11.35
出诊	次	31	11	2.82	2.16	27.07
尸体存放	日	60	22	2.73	2.06	52.40

从表 9-2 中可以看出，该部类存在 N_i 过低医疗服务项目，说明成都市当前医疗服务项目价格相对于贵阳市的过高，应当适当降低成都市当前医疗服务项目价格。因此，根据各大类医疗服务项目 X_i 的平均值 $\overline{X}$，以此基础上确定目标调整价格 $\hat{P}=P_{1i}/\overline{X}$，使其达到大类医疗服务项目平均值水平。

表 9-2 中医及民族医诊疗类拟调整目标价格（节选，该部类 $\overline{X}=0.64$）

项目名称	计价单位	P_1	P_2	X_i	N_i	$\hat{P}$
普通针剂	5个穴位	2.5	17	0.15	-1.65	3.90
温针	5个穴位	3.0	33	0.09	-1.78	4.68
手指点穴	5个穴位	2.5	22	0.11	-1.73	3.90
针刺运动疗法	5个穴位	4.0	31	0.13	-1.69	6.24
电针	2个穴位	5.0	33	0.15	-1.64	7.80
浮针	1个穴位	5.0	17	0.29	-1.30	7.80
微波针	2个穴位	5.0	17	0.29	-1.30	7.80
激光针	2个穴位	5.0	17	0.29	-1.30	7.80

完成各部类医疗服务价格调整后，形成 2017 年成都市医疗服务价格基表，每年以一个变化乘数 F 值乘以基表中的各项目价格数据进行动态调整，建议调整周期定为 1 年 1 调。考虑目前可操作性，对于筛选出价格偏差过大的医疗服务项目进行调整，调整值——乘数 F 值的选取：参考美国的医疗服务价格

制定实践，建议选取成都市地区人均国民生产总值增加值。计算公式为：

2018 年某项医疗服务价格＝2017 年某项医疗服务价格×乘数 F

乘数 F＝成都市当年地区人均国民生产总值增加幅度＝成都市当年地区人均国民生产总值增加值/成都市上一年地区人均国民生产总值

根据地区人均国民生产总值变化进行动态调整，再以水平参照方法对每年调整后的医疗服务项目进行筛选和再调整。建立一个辅助参照体系数据库，选取国内处于不同发展水平的代表省、市作为辅参照体系，对经过医疗服务价格基表动态调整的表做进一步调整，以保障次年发布价格的合理性。建议选取山东省、上海市、贵阳市、重庆市等省、市（直辖市）建立参照价格数据库，每年收集和录入各地价格，运用上述参照体系水平比较定价法，对与辅助参照省市价格差异过大的医疗服务项目进行调整。再将成都市农村基层医疗机构医疗服务项目与调整后的成都城市社区医疗服务项目进行等同计算。

2. 医疗服务价格动态调整方案——成本定价法

要充分体现医疗服务的价值，医疗服务应当实行成本定价法。国际上较为流行的成本定价法是 RBRVS（Resource-Based Relative Value Scale）方法，其以资源消耗为基础，以相对价值为尺度，根据医生在提供医疗服务过程中所消耗的资源成本，来客观地测定费用。RBRVS 通过不同医疗领域的专家委员会对各项目的上述因素进行赋值，进而确定每种医疗项目在各类项目中的相对价值，从而确定相应的点数，而计算出各类项目的价格。对于 RBRVS 方法，如果医生在医院工作，医疗服务价格只支付其劳动价值的价值点。劳动价值点数的构成考虑四个因素：一是项目消耗的工作时间，二是技能和专业分析能力，三是脑力劳动的复杂程度，四是与人风险相关的心理压力。

医疗服务的提供必须伴随器材、药剂等物质消耗，利用成本定价法估算并实现医疗服务价格动态调整需要从两个方面考虑医疗服务的提供成本：劳动价值和物耗价值。我国基本医疗服务方法由公立医院提供，医护人员隶属于公立医疗机构。因此，可以采用 RBRVS 方法，在建立相关数据库的基础上，运用成本定价法对成都市社区医院医疗服务价格进行动态调整。成都市在医疗服务价格调整机制中运用 RBRVS 方法，应先对全市范围公立医院的全成本进行核算，建议选取 25～30 家不同级别、类型的公立医院作为合作单位，建立以下两大数据库，并通过合作医院每年向国家发展和改革委员会等价格调控部门填制成本数据表格，以统计公立医疗机构当年成本变化，据以调整制定全市次年公立医院医疗服务价格目录。以此建立医疗机构项目成本数据库和成都市公立医院基本人力及耗时、技术难度及风险程度对接数据库，并在合作公立医院运行，设定数据更新频次，定期向国家发展和改革委员会上传数据，以便每年对全市医疗服务项目价格进行调整。其计算公式为：

某项医疗服务标准化价值（RUV）＝标准化劳动价值＋项目直接物耗。

$$标准化劳动价值 = \sum \frac{X_i}{工作时间}(K_i \times T_i \times L_i) \times$$

$$\left(1 + \alpha \frac{项目技术难度 \times 技术风险}{基线项目技术难度 \times 技术风险}\right)$$

式中，i 表示某项医疗服务所需医疗程序数，X_i 是各级医院各类医生的目标薪酬，K_i 是每道医疗程序需要的医务人员数，T_i 是指每道医疗程序花费的平均时间，L_i 代表医务人员技术类别、职称、医院级别等的系数，α 为技术难度和技术风险的权重，根据不同项目板块进行分别设定。目标调整价格 $\hat{P} = P + k(RUV - P)$，其中 P 表示该项医疗服务项目的现行价格。对于群众医疗费用负担和医保基金承受能力，不仅要结合经济社会和医疗卫生事业发展，还需建立健全科学合理的价格动态调整机制，方可有一个价格授权调整的过程。因此将 k 作为调整幅度系数，分批次逐步使医疗服务价格逐渐趋于其真实价值。

9.5 构建农村远程医疗和网络医疗的机制创新

如今，医疗资源通过网络一定程度上实现了其在城乡、区域和个人之间合理配置，缓解了现实中医疗资源分配不合理所产生的农村医疗服务供需矛盾。如前所述，我国的医疗资源分布极不均衡，城乡差距大，东西部差异明显。而全国的医疗资源 80% 都集中在城市，城市中又有 80% 的资源集中在大医院。因此，农村居民实际可享受到的医疗资源相对贫乏。一些偏远地区病情严重的患者，需要跨省市去大医院看病，造成交通的费用、住院医疗费、家属陪护费等医疗卫生支出大大增加，甚至耽误其病情。同时，由于大城市优质医疗资源相对集中，如成都、重庆等大城市，一个城市聚集数十家三级医院，致使大量农村居民富集至大城市医疗机构进行门诊，出现大医院人满为患、专科医疗资源过度使用的现象。如前所述，日本等发达国家为缩小城乡医疗服务水平差距、延伸优质医资服务半径，大力推行城市医院向农村医疗机构、三级医疗向农村基层的远程医疗服务机制建设,利用互联网、大数据等现代技术从制度设计上均衡城乡优质医疗资源配置,促进优质医疗资源下沉。我国的优质医疗资源呈现向大城市集中、向三级医疗集中的特征,覆盖区域较小,边远县、镇、村和少数民族地区的优质医疗资源,尤其是优秀医务人员资源十分匮乏,这是导致农村"看病难""看病贵"的重要原因。现阶段在农村医疗机构进行相应的设施设备引进和人员培训,发展城市医院对农村基层医疗机构的远程医疗和网络医疗制度,具有重大现实意义。

9.5.1 农村发展远程医疗和网络医疗的必要性

目前,在农村基层医疗机构引入相应的设施设备和人员技术的培训,对发展远程医疗和网络医疗的意义重大,主要包括以下几个方面:

第一,通过远程医疗可极大化地延伸优质医疗资源服务半径,克服从城市到农村、从三级医疗机构到农村基层医疗机构在空间和时间上的障碍,打破传统医疗服务模式的固化状态,达到优质医疗资源的使用效率最大化,极大地保障农村患者利益。

第二,通过农村区域网络医疗的建设和引进,以及在农村居民中大力普及医疗信息平台、医疗服务移动终端 app 等,使农村居民患者可以面向全省乃至全国范围内医疗机构自主选择医生,实现医生和患者之间的在线问答,改变上门求医、定点定时就诊的传统固化模式,为患者带来极大便利的同时提升患者利益。这也符合深化医药卫生体制改革规划中所提出的"发挥信息辅助决策和技术支撑的作用,促进信息技术与管理、诊疗规范和日常监管有效融合"的要求。

第三,通过医疗服务的交互式平台和医疗大数据建设,可以破除大医院和农村基层医疗机构的医疗资源共享、互补的重重阻隔,实现不同医疗机构的资源共享、医生之间业务指导和业务交流的无缝衔接。借助于移动智能终端的发展,构建更为便捷的医疗服务的交互平台,方便病患通过 app 系统进行预约挂号、医院信息查询、医疗价格查询、医疗保健信息、个人健康数据管理等,医生也可尝试使用 app 系统进行病患重要生理指标实时监测、远程医疗诊断。

第四,远程医疗和网络医疗为优化医生资源配置和推进药价改革提供了新思路。对于医生资源和药品资源,网络医疗可作为实现公立医院医生多点执业的有效手段,能优化医生资源配置,同时推动公立医疗机构改革;对于药品要素价格形成机制,网络使其市场化程度更高,从而为药品价格改革提供新思路。

第五，鼓励农村建设远程医疗和网络医疗相应发展机制可作为探索民营资本进入农村基层医疗服务、提升农村整体医疗服务水平的新途径。探索民营资本进入基层医疗行业不应局限于创办民营医院这一条途径，民营资本介入农村基层医疗行业信息化新领域也是一个方向，从而达到提高医疗卫生服务整体水平的目的。这也符合深化医药卫生体制改革中提出的"放宽社会资本举办医疗机构的准入""积极发展医疗服务业，扩大和丰富全社会医疗资源"以大力发展非公立医疗机构。

第六，网络医疗可作为促进医疗机构之间良性竞争的新方式，从而提高医疗机构的服务水平。网络医疗可实现对现有的医疗资源的整合，同时结合医疗服务需求探索新型的医疗服务形式，如私人医疗服务等，从而改变原有以公立医院为主体的医疗服务格局，促进医疗机构之间的良性竞争，为探索医疗机构的退出机制进行尝试。

总之，农村基层发展远程医疗和网络医疗，可以突破目前城市大医院向农村基层下沉优质医疗资料的制度和技术障碍，实行医疗资源在城乡间、农村区域间的合理配置、优化配置，一定程度上提升农村医疗服务的公平性和可及性，缓解看病难、看病贵等问题和医疗服务的供需矛盾。

9.5.2 农村发展远程医疗和网络医疗的制度创新

1. 构建以"线上就医"平台为重点的网络医疗平台

政府引导构建以"线上就医"平台为重点的农村网络医疗平台。首先，对互联网医疗的资质进行重新认证，并允许"线上就医"的网络医疗服务纳入正规的医疗服务体系；其次，细化"线上就医"所提供的各类针对农村基层医疗机构的医疗服务，并确认可纳入医保报销范围的网络医疗服务项目；再次，允许互联网医疗与农村基层医疗机构、城市医院的合作，由互联网医疗与农村基层医疗机构和城市大医院的合作带动互联网医疗的发展；最后，需要严格审核网上行医的医师资格且严格规范互联网医疗的行医规范，严禁不具备职业资格的人员从事专业化诊疗服务。

2. 创新社保制度促进农村网络医疗服务发展

首先，允许将政府对农村基层医疗机构、药品等的财政补贴与财政支出，直接补贴到个人的医保账户，使农村患者的个人选择成为引导农村基层医疗服务发展的方向。其次，允许将农村患者所支付的网络医疗服务费用部分列入医保报销的范围，享受同等的医疗报销服务，为网络医疗与实体医疗服务提供公平的发展机会和竞争条件。最后，支持针对农村区域的网络医疗服务的支付平台建设，允许构建将个人医保数据、医保报销系统、个人银行支付系统、第三方支付平台相结合的财务支付平台，从而便捷个人网络医疗服务的个人支付系统。

3. 整合网络医疗服务资源支撑体系

首先，将医疗内部系统的资源再细分为医学专业知识、专业技术资源、医生资源、医疗设备资源四大类。例如，通过互联网技术、云处理技术、移动互联网技术等，对医疗专业知识尝试建立专业化医学知识库、病例研究与分析系统、在线手术观摩学习系统、模拟手术联系系统等推动医学专业化知识的网络交流、学习平台；对医生资源尝试建立全国范围内的医生数据库以科学合理的分类管理医生数据库，再以医生数据库为基础建立医生医疗服务信息系统。

其次，对于医疗设备资源，可在现有的县医院、乡镇卫生所、村卫生室与协作联动的城市医院引入相应的医疗设备和其他技术设施，实现无障碍交互。

最后，基于互联网技术、云处理技术、移动互联网技术等，构建患者电子既往病史档案系统，从而使专业医生可直接通过网络平台全面了解该病患的既往病史、病情。而且，还可尝试基于医生医疗服务信息系统与病患电子既往病史档案系统为基础系统逐步绑定医患服务关系，推进"主治医生服务模式"以及"家庭医生服务模式"，最终实现以农村患者为中心的"全生命周期健康管理"。

4. 塑造网络医疗服务质量保障制度

为农村基层医疗机构建设评估网络医疗服务质量的多样化评价系统，并将评价系统区分为专业性服务评价与患者医疗服务满意程度两部分。瑞典的HONcode项目、欧盟的MedCIRCLE项目、美国的HSWG项目，均是对网络医疗卫生信息的质量所创建的评价项目，对这些项目的评价来自专业医疗服务人员、公众等。不同的网络医疗卫生信息网站通过这些评价项目之后将会获得该评价项目的认证标志，使网络医疗相应网站所提供的专业信息有质量保证。基于此，建议在农村基层医疗机构中构建网络医疗服务的专业评价与患者医疗服务满意程度评价相结合的评价系统。患者医疗服务满意程度包括主观评价与客观评价两方面：主观评价有医疗服务效果评价、医疗服务过程评价、医疗服务态度评价等；客观评价有消费者协会收到的投诉情况、医疗事故发生情况等。该评价系统的评价结果可作为网络医疗机构资质评审、留续和吊销的参考凭证。

5. 充分发挥政府的制度规范、疏通与引导作用

在网络医疗融资和经营阶段，政府对具有创新意义的和优化现有农村医疗服务水平有贡献的项目，以及腾讯的网络医疗服务项目、"好医生"患者诊后随访及慢病管理平台等项目在农村基层医疗服务的开拓发展，适当给予税收减免、金融政策支持等。具体措施如下：其一，政府在网络医疗经营阶段可适当给予财税政策支持，如对网络医疗机构的经营收入应当缴纳的税款给予延期纳税、优惠税率、纳税扣除等鼓励措施。同时在该经营阶段，政府需要适时调整政策、疏导网络医疗发展的环境，以支持网络医疗机构自身拓宽收入渠道。其二，配套出台医院医生在实体医疗机构和网络医疗服务多点执业的相关政策，允许医生资源自由流动、优化配置。

参考文献

[1] 陈振明. 公共管理学 [M]. 北京：中国人民大学出版社，2005.

[2] 王健华. 流行病学 [M]. 7 版. 北京：人民卫生出版社，2008.

[3] 约翰·罗尔斯. 正义论 [M]. 何怀宏，何包钢，廖申白，译. 北京：中国社会科学出版社，1971.

[4] 马克思，恩格斯. 马克思恩格斯选集：第 3 卷 [M]. 中共中央马克思恩格斯列宁斯大林著作编译局，译. 北京：人民出版社，1995.

[5] 马克思，恩格斯. 马克思恩格斯选集：第 4 卷 [M]. 中共中央马克思恩格斯列宁斯大林著作编译局，译. 北京：人民出版社，2012.

[6] 毛泽东. 毛泽东选集：第三卷 [M]. 北京：人民出版社，1991 年.

[7] 刘伟，方敏. 中国经济改革历史进程的政治经济学分析 [J]. 政治经济学评论，2016，7（2）：3−48.

[8] 顾昕. 全球性医疗体制改革的大趋势 [J]. 中国社会科学，2005（6）：121−128.

[9] 林万龙. 政策干预与农村村级医疗服务机构的发展 [J]. 中国农村经济，2008（8）：34−43.

[10] 石光，张春生，宁姗，等. 关于界定和实施基本医疗卫生服务的思考与建议 [J]. 卫生经济研究，2014（10）：6−13.

[11] 徐盛鑫，李显文，刘钟，等. 浙江省公立大医院建设与发展研究 [J]. 卫生经济研究，2009（8）：9−14.

[12] 陈晓明. 卫生经济学 [M]. 3 版. 北京：人民卫生出版社，2012.

[13] 徐国平. 纠正概念大力发展我国基础医疗卫生服务事业——从"初级卫生保健"中文误译说起 [J]. 中国全科医学，2014，17（25）：2911−2913.

[14] 赵黎. 发展还是内卷？——农村基层医疗卫生体制改革与变迁 [J]. 中国农村观察，2018（6）：89−109.

[15] 王晶，杨小科. 中国农村基层医疗卫生改革的制度选择与发展反思 [J].

东北师大学报（哲学社会科学版），2014（6）：68—73.

[16] 万泉，张毓辉，王秀峰，等. 2013 年中国卫生总费用核算结果与分析 [J]. 中国卫生经济，2015，34（3）：5—8.

[17] 仇雨临. 回顾与展望：构建更加公平可持续的全民医保体系 [J]. 江淮论坛，2016（1）：127—131.

[18] 李菲. 我国医疗服务分级诊疗的具体路径及实践程度分析 [J]. 中州学刊，2014（11）：90—95.

[19] 林淑周. 提高基层医疗机构卫生服务能力研究综述 [J]. 福州党校学报，2012（1）：26—31.

[20] 张雪，杨柠溪. 英美分级诊疗实践及对我国的启示 [J]. 医学与哲学，2015，36（7A）：78—81.

[21] 刘兴柱，魏颖. 论卫生资源配置的倒三角 [J]. 中国卫生经济，1996（10）：56—57.

[22] 范春. 公共卫生学 [M]. 厦门：厦门大学出版社，2009.

[23] 托马斯·格林格尔. German health care reform in cennany [J]. 海外学术之窗，2011：22—24.

[24] 梁鸿，余兴，仇育彬. 新医改背景下社区卫生服务若干政策问题的探讨 [J]. 中国卫生政策研究，2010，3（7）：2—8.

[25] 楚廷勇. 中国医疗保障制度发展研究——基于国际比较的视角 [D]. 大连：东北财经大学，2012.

[26] 陈鸣声. 基层医疗机构合理用药激动性规制研究——基于信息租金和契约设计的视角 [D]. 上海：复旦大学，2013.

[27] 何冰冰，张崖冰，夏苏建，等. 欧盟罕见病保障体系及启示 [J]. 中国卫生政策研究，2012，5（7）：52—59.

[28] 叶俊. 我国基本医疗卫生制度改革研究 [D]. 苏州：苏州大学，2016.

[29] 刘春蕾. 少数民族地区农村基层医疗卫生服务供给状况研究——基于贵州省紫云县宗地乡村卫生室的调查 [J]. 中国初级卫生保健，2016，30（7）：23—25.

[30] 世界卫生组织. 2010 年世界卫生报告·卫生系统筹资：实现全民覆盖的道路 [EB/OL]. （2010—12—30）[2023—4—30]. http://www. who. int/whr/2010/zh/.

[31] 盛哲明. 杭州市农村基层医疗卫生服务供给个案研究——以杭州市 H 镇为例 [J]. 大家健康（学术版），2013，7（6）：22—23.

[32] 孙淑卿，冯愉态，陈澎英. 常见病诊断与治疗 ［M］. 广州：暨南大学出版社，2005.

[33] 吕春，陈德芬，黄显官，等. 农村医疗资源纵向整合及优化配置的思考与实践 ［J］. 中国卫生资源，2014，17（1）：55−57.

[34] 朱玲. 政府与农村基本医疗保健保障制度选择 ［J］. 中国社会科学，2000（4）：89−99，206.

[35] 方鹏骞，邹晓旭，孙宇. 我国分级医疗服务体系建设的关键问题 ［J］. 中国医院管理，2014，34（9）：1−3.

[36] 马良灿. 重大疫情下的乡村治理困境与路径优化 ［J］. 社会科学辑刊，2020（1）：43−48.

[37] 周寿祺. 城乡医保制度能否"衔接" ［J］. 中国农村卫生事业管理，2007（11）：804−806.

[38] 阳华兵. 四川省农村地区村卫生室建设研究 ［J］. 决策咨询通讯，2009（1）：28−31.

[39] 张昕男，杨毅，高山. 供给侧改革视角下江苏省农村基层医疗服务供给与利用情况研究 ［J］. 医学与社会，2017，30（8）：20−23.

[40] 杨宇霞. 新农合制度下农村基层医疗服务质量及其治理研究 ［D］. 重庆：西南大学，2012.

[41] 秦立建，蒋中一. 公共财政支持与农村基层医疗服务行为扭曲 ［J］. 经济研究参考，2011（67）：38−42，59.

[42] 王洁，赵莹，郝玉玲，等. 我国农村基层卫生人才队伍建设的现状、问题及建议 ［J］. 中国卫生政策研究，2012，5（4）：45−51.

[43] 罗乐宣，林汉城. 国内外基本卫生服务包的研究及其对制定社区公共卫生服务包的启示 ［J］. 中国全科医学，2008（23）：2195−2197.

[44] 陆海霞. 我国农村基层卫生资源配置失衡的理性思考 ［J］. 中国卫生经济，2009，28（2）：38−42.

[45] 刘小平，吴春容，黄永昌. 全科医生在预防保健中的作用 ［J］. 中国初级卫生保健，1995（9）：6−8.

[46] 潘小炎. 广西全科医生综合素质评价指标体系研究 ［D］. 长沙：中南大学，2013.

[47] 伍德威. 家庭医生制度保障初级医疗服务 ［J］. 中国医院院长，2010（19）：90.

[48] 谷口泛邦. 医疗设施 ［M］. 任子明，庞云霞，译. 北京：中国建筑工业

出版社，2004.

[49] 李少冬. 论医疗服务需求的刚性和医疗服务费用的弹性 [J]. 中国卫生经济，1997 (10)：9−11.

[50] Brown E J，Kangovi S，Sha C，et al. Exploring the patient and staff experience with the process of primary care [J]. Ann Fam Med，2015，13 (4)：347−353.

[51] 丛亮. 国外医疗保险制度对我国的启示 [J]. 辽宁医学院学报（社会科学版），2009，7 (3)：18−20.

[52] 郭赞，金兆怀. 我国卫生资源区域配置的问题与建言 [J]. 求索，2011 (4)：81−82.

[53] 胡建平，饶克勤，钱军程，等. 中国慢性非传染性疾病经济负担研究 [J]. 中国慢性病预防与控制，2007 (3)：189−193.

[54] 何子英，郁建兴. 走向"全民健康覆盖"——有效的规制与积极的战略性购买 [J]. 浙江社会科学，2017 (2)：59−65，157.

[55] 世界卫生组织，联合国儿童基金会. 阿拉木图宣言 [EB/OL]. (1978−09−12) [2014−07−01]. http://www. who. int/topics/primary _ health _ care/alma _ ata _ declaration/zh/.

[56] 张雪，田文华. 家庭医生及相关概念的界定和比较 [J]. 海军医学杂志，2013，34 (4)：283−284.

[57] 肖月，赵琨. 分级诊疗政策内涵与理论基础初探 [J]. 中华医院管理杂志，2015，31 (9)：641−644.

[58] 杨敬宇，宋向嵘. 浅论竞争性医疗服务体系建设 [J]. 管理观察，2017 (1)：118−122，125.

[59] 王海峰. 基于分级诊疗体系的基层医疗服务改革分析 [J]. 首都食品与医药，2016，23 (10)：20−21.

[60] 代涛，黄菊，马晓静. 国际全科医生制度发展历程：影响因素分析及政策启示 [J]. 中国卫生政策研究，2015，8 (2)：1−7.

[61] 匡莉，Li L，梅洁. 全科医疗核心特征功能、高绩效作用机制及其政策涵义 [J]. 中国卫生政策研究，2016，9 (1)：2−10.

[62] 楚廷勇. 中国医疗保障制度发展研究——基于国际比较的视角 [D]. 大连：东北财经大学，2012.

[63] 许静. 中国城市医疗保险制度在社区卫生服务体系建设中的作用与影响分析 [D]. 武汉：华中科技大学，2010.

[64] 何坪，刘平，潘传波，等. 基层医疗卫生机构综合配套改革与实践分析 [J]. 中国全科医学，2013，16（28）：2561－2564.

[65] 孙宁霞，赵凯. 英国全科医疗与初级保健制度初探 [J]. 中华全科医学，2010，8（12）：1588－1589.

[66] 陈鸣声. 基层医疗机构合理用药激动性规制研究——基于信息租金和契约设计的视角 [D]. 上海：复旦大学，2013.

[67] 刘兴柱，魏颖. 论卫生资源配置的倒三角 [J]. 中国卫生经济，1996（10）：56－57.

[68] 李晓宏. 全球已经确认的罕见病约有 6000 种，80％由先天性遗传缺陷所致被遗忘的"孤儿病" [EB/OL].（2012－05－03）[2023－4－30]. http://news. 163. com/12/0503/04/80I8JK2S00014AED. html.

[69] 杨坚，卢珊，金晶，等. 基于系统思想的分级诊疗分析 [J]. 中国医院管理，2016，36（1）：1－5.

[70] 陈永正，李珊珊，黄滢. 中国医改的几个理论问题 [J]. 财经科学，2018（1）：76－88.

[71] 大病医保全覆盖引期待，世界各国的医保制度是怎样的？[EB/OL].（2015－3－28）[2023－4－30]. http://pharm. vogel. com. cn/html/2015/03/18/news_436907. html.

[72] 中国卫生和计划生育年鉴社. 中国卫生和计划生育年鉴 [M]. 北京：中国卫生和计划生育年鉴社，2015.

[73] 国务院办公厅《关于印发深化医药卫生体制改革 2016 年重点工作任务的通知》[EB/OL].（2016－4－21）[2023－4－30]. https://www. gov. cn/zhengce/content/2016－04/26/content_5068131. htm.

[74] 徐芬，李国鸿. 国外医疗服务体系研究（二）[J]. 国外医学（卫生经济分册），2015（4）：145－152.

[75] 程兆辉，陶红兵，熊光练. 基于病种的县级医院基本医疗服务范围的界定分析 [J]. 中华医院管理杂志，2014，30（4）：248－250.

[76] 陆宇. 中国全科医生缺口 18 万收入仅为专科医生一半 [N/OL]. 世界经济报道，2015－9－8 [2023－4－30]. http://finance. sina. com. cn/chanjing/cyxw/20150908/023423180987. html.

[77] 王伟光. 以马克思主义世界观方法论为指导，树立和落实科学发展观 [J]. 科学社会主义，2004（1）：29－34.

[78] 雷克斯福特·桑特勒，史蒂芬·纽恩. 卫生经济学——理论、案例和产

业研究 [M]. 3 版. 北京：北京大学出版社，2006.

[79] 2017 年全国卫生总费用约 5 万多亿元，占 GDP 6.2% [EB/OL].
[2023－4－30]. http://ihealth. dxy. cn/article/566068.

[80] 蔡伟芹，马安宁，郑文贵，等. 国外基本卫生服务包的实践 [J]. 卫生
经济研究，2008（4）：13－14.

[81] 杜文娜，许璐璐. 全科医生制度下全科医学教育的思考 [J]. 黑龙江高教
研究. 2012，30（4）：69－71.

[82] 世界卫生组织. 2010 年世界卫生报告·卫生系统筹资：实现全民覆盖的道
路. [EB/OL]. [2023－4－30]. http://www. who. int/whr/2010/zh/.

[83] 世界卫生组织. 2014 年全球非传染性疾病现状报告 [EB/OL]. [2023－
4－30]. http://www. who. int/ncd.

[84] 安体富，任强. 公共服务均等化：理论、问题与对策 [J]. 财贸经济，
2007（8）：48－53，129.

[85] 代英姿，王兆刚. 中国医疗资源的配置：失衡与调整 [J]. 东北财经大
学学报，2014（1）：47－53.

[86] 国际卫生保健体制之综观：比较与借鉴——美国、英国、荷兰、墨西
哥 [J]. 当代医学，2007（Z1）：34－47.

[87] 王文娟，曹向阳. 增加医疗资源供给能否解决看病贵问题？——基于中
国省际面板数据的分析 [J]. 管理世界，2016（6）：98－106.

[88] 国务院.《国务院关于发展城市社区卫生服务的指导意见》（国发〔2006〕
10 号）[EB/OL]. [2023－4－30]. https://www. gov. cn/zwgk/2006－
02/23/content _ 208882. htm.

[89] 赵宇飞. 重庆：首批选择 50 个病种试点分级诊疗 [EB/OL]. （2015－
12－08）[2023－4－30]. https://politics. people. com. cn/n/2015/1209/
c70731－27907012. html.

[90] World Organization of Family Doctors. WONCA annual report June
2016－June 2017 [EB/OL]. [2003－4－30] https://www. wonca. net/
AboutWonca/brief. aspx.

[91] 国家统计局. 第三次国家卫生服务调查. 调查地区两周就诊率（2003
年）[EB/OL] [2023－4－30]. http://www. stats. gov. cn/ztjc/ztsj/
hstjnj/sh2008/201208/t20120827 _ 73448. html.

[92] 王海银，金春林，彭颖，等. 欧美等 9 国医疗服务系统特征、支付机制
及对我国的启示 [J]. 卫生软科学，2016，30（4）：213－216.

[93] 四川省卫生信息中心. 四川卫生统计年鉴（2012）［M］. 成都：西南交通大学出版社，2013.

[94] 曹春. 社会保障筹资机制改革研究［D］. 北京：财政部财政科学研究所，2012.

[95] 王元龙. 论马克思的资源配置理论［J］. 当代经济研究，1995（2）：1—7.

[96] 徐芬，李国鸿. 国外医疗服务体系研究（一）［J］. 国外医学（卫生经济分册），2005（3）：97—101.

[97] 郭永松. 国内外医疗保障制度的比较研究［J］. 医学与哲学（人文社会医学版），2007（8）：2—5.

[98] 顾昕. 英国医改对中国的启示有多大［EB/OL］.（2016－11－22）［2023－4－30］. http://news. medlive. cn/all/info－news/show－121237_97. html.

[99] 邓峰，吕菊红，高建民，等. 我国与发达国家医疗资源和卫生费用比较分析［J］. 中国卫生经济，2014，33（2）：91—93.

[100] 刘利群. 英国全科诊所人员配置、职责及管理［EB/OL］.（2016－5－17）［2023－4－30］http://www. cqcha. com. cn/html/xwzx/xhdt/16/05/782. html.

[101] David N. 英国全科医生高薪何来［N/OL］. 健康报，2016－3－7［2023－4－30］. http://www. jkb. com. cn/news/overseas/2016/0307/385386. html.

[102] 张嵬，马玉琴，段光锋，等. 英国 NHS 体系对我国卫生服务的启示［J］. 解放军医院管理杂志，2012，19（6）：599—600.

[103] 谢春艳，何江江，胡善联. 英国卫生服务支付制度经验与启示［J］. 中国卫生经济，2015，34（1）：93—96.

[104] 杨静，王惠，何帅，等. 四川省基层医疗卫生机构人才现状［J］. 世界最新医学信息文摘，2019，19（16）：232—233.

[105] 李滔，王秀峰，赵坤. 英国卫生体制对我国医改的启示［J］. 中国全科医学，2015，18（34）：4157—4161.

[106] 朱凤梅，夏雨青，王震. 英国全科医生怎样运转［J］. 家庭医药：快乐养生，2018（5）：64—65.

[107] 韩洪迅. 解读欧美全科医生［J］. 中国医药指南，2007（7）：20—23.

[108] 高连克，杨淑琴. 英国医疗保障制度变迁及其启示［J］. 北方论丛，

2005（4）：110－113.

[109] 郑晓曼，王小丽. 英国国民医疗保健体制（NHS）探析 [J]. 中国卫生事业管理，2011（12）：919－921.

[110] 米歇尔·萨维，罗震东，周扬，等. 法国区域规划50年. 国际城市规划 [J]. 2009，24（4）：3－13.

[111] 姜红玲. 从医生费用控制视角谈社区卫生事业发展方向——基于英国全科医生制度的经济分析 [J]. 中南财经政法大学研究生学报，2007（6）：81－84.

[112] 华颖. 英国全民医疗服务（NHS）的组织管理体制探析——兼论对中国的启示 [J]，中国医疗保险，2014（3）：67－70.

[113] 李洁，Qian D. NHS制度背景下英国医药产业政策体系探析与启示 [J]. 中国卫生事业管理，2016，33（11）：806－808，843.

[114] 孙晓明. 发达国家和地区医疗体制与保险制度 [M]. 上海：上海科学技术出版社，2005.

[115] 甘筱青，等. 城乡医疗双向转诊的机制与模式 [M]. 南昌：江西人民出版社. 2014.

[116] 周绿林，李绍华. 医疗保险学 [M]. 北京：科学出版社，2006.

[117] 张录法，黄丞. 医疗卫生体系改革的四种模式 [J]. 经济社会体制比较，2005（1）：75－80.

[118] 姚军生，刘刚，陈虹，等. 国外全科医生培养概况及其对我国全科医学教育的启示 [J]. 中华医学教育杂志，2014，34（3）：474－477，480.

[119] 聂春雷，姚建红，冯光，等. 法国的卫生服务和医疗保险体系 [J]. 中国卫生经济，2005，24（5）：67－68.

[120] 赵斌，李蔚. 社会医疗保险背景下的分级诊疗制度国际借鉴及中国困境 [J]. 中国医疗保险，2017（5）：14－19.

[121] 谢斌. 法国区域卫生规划模式 [J]. 中国医院院长，2011（6）：53.

[122] Eric T. 法国：医疗是赤字负担，还是经济杠杆？ [EB/OL]. [2023－4－30]. http://www.cn－healthcare.com/article/20140729/content－459005.html.

[123] 米玉红，王以新，王京，等. 从法国区域卫生规划探讨我国急救专业未来发展模式 [J]. 心肺血管病杂志，2012，31（1）：82－84.

[124] 李久辉，樊民胜. 法国医疗保险制度的改革对我们的启示 [J]. 医学与哲学（人文社会医学版），2010，31（8）：44－46，78.

[125] 刘平斋，谢洪恩. 学习毛泽东同志一切从实际出发的理论和实践 [J]. 贵州社会科学，1982 (1)：47-51.

[126] 荆涛，朱庆祥，赵洁，等. 论社会医疗保险和商业健康保险的有效衔接——以荷兰、法国、爱尔兰、澳大利亚的做法为例 [J]. 中国医疗保险，2012 (4)：64-67.

[127] 陈祥君，叶露. 法国药品管理体制及其对中国的借鉴. 中国卫生资源 [J]. 2010，13 (3)：148-150.

[128] 蔡立辉. 医疗卫生服务的整合机制研究 [J]. 中山大学学报（社会科学版），2010，50 (1)：119-130.

[129] 顾海. 国外药品采购谈判实践及启示 [J]. 中国医疗保险，2011 (9)：66-69.

[130] 朱莉娅，马爱霞. 法国药品的定价和报销管理机构及程序概况 [J]. 中国医药技术经济与管理，2009 (1)：81-84.

[131] 李姿姿. 法国社会保障制度改革及其启示 [J]. 经济社会体制比较，2010 (2)：108-114.

[132] 范义. 论习近平总书记"按照实际决定工作方针" [EB/OL]. [2023-4-30]. http://theory.people.com.cn/n/2015/0203/c40537-26500670.html.

[133] 张奇林. 美国医疗保障制度评估 [J]. 美国研究，2005 (1)：94-111，5-6.

[134] 吴斌. 中国卫生费用占 GDP 比重升至 6.2%，但效率还有待提高 [N]. 南方都市报，2017-8-18.

[135] 孙婷，石欧敏，王洪锐，等. 国外家庭医生服务模式对中国的启示 [J]. 黑龙江医学，2015，39 (7)：852-853.

[136] 曲玉国. 国外医疗卫生服务提供合作机制的比较研究及借鉴意义 [J]. 中国医疗前沿，2009，4 (7)：129-133.

[137] 杨舒杰，陈晶. 论我国医药分业的必要性及其策略 [J]. 中国医药导报，2008 (22)：108-109.

[138] Baltic S. Pricing medicare services: Insiders reveal how it's done [J]. Managed Healthcare Executive，2013，28-30，33-34，36-40.

[139] Folsom M B. Chair national commission on community health services. Health is a Community affair [M]. Cambridge Mass: Harvard University Press，1966.

[140] Canfield P R. Family medicine: An historical perspective [J]. Journal of Medical Education, 1976, 51 (11): 904—911.

[141] Steven J. An Introduction to the US Health Care System [M]. 5th ed. New York: Springer Publishing, 2003.

[142] Theda S. Boomerang: Clinton's health security effort and the turn against Government in US Politics [J]. Political Science Quarterly, 1997, 112 (2): 325—326.

[143] Palier B. Ambiguous agreement, cumulative change: French social policy in the 1990s [M] //Beyond continuity, institutional change in advanced political economics. Oxford, New York, Oxford University Press, 2005.

[144] Stephens G G. Family medicine as counterculture [J]. Family Medicine, 1989, 21 (2): 103—109.

[145] Culyer A J, Newhouse J P. Handbook of health economics [M]. Amsterdam: Elsevier, 2000.

[146] Alain C E. Health plan: The only practical solution to soaring cost of medical care [M]. Massachusetts: Addison—Wesley, 1980.

[147] Alain C E. Theory and practice of managed competition in health care finance [M]. Amsterdam: North—Holland, 1988.

[148] Vos T, Abajobir A A, Abate H K, et al. Global, regional, and national incidence, prevalence, and yearslived withdisability for 328 diseases and injuries for 195 countries, 1990—2016: a systematic analysis for the global burden of disease study 2016 [J]. The Lancet, 2017, 390 (10100): 1211—1259.

[149] World Bank. World development report 1993. investing in health [M]. Oxford: Oxford University Press, 1993.

[150] US Census bureau. Current population survey, march and annual economic supplements, 2014 [EB/OL]. [2023—4—30]. http://www. census. gov/ cps/methodology/techdocs. html.

[151] Europe WONCA. The European definition of general practice family medicine [R]. WONCA Europe, 2011.

[152] World Health Organization. Integrated health services: What and why? [R/ OL]. [2015—02—25]. http://www. who. int/health systems/technical—

brieLfinal.

[153] Green S, Leopando Z, Clearihan L. The trend of hospitalization insurance [J]. WONCA Asia Pacific Journal of Family Medicine, 1995, 6: 8—11.

[154] Starfield B. Defining primary cara [EB/OL]. (2011—03—29) [2014—07 — 01]. http://ocw. jheph. edu/courses/starfield — course/PDFs/starfield07 _ Defining%20PC%20FINALSlides.

[155] Donaldson M S, Yordy K D, Lohr K N, et al. Primary care: america's health in a new era [M]. Washington DC: National Academies Press , 1996.

[156] Petchey R. Collings report on general—practice in england in 1950: Unrecognized, pioneering piece of british social research [J]. British Medical Journal, 1995, 311 (6996): 40—42.

[157] Folsom M B. National commission on community health services: Health is a community affair [M]. Cambridge Mass: Harvard University Press, 1966.

[158] Olivier N, Sophie B, Daniel B, et al. Achieving universal health coverage in France: Policy reforms and the challenge of inequalities [J]. The Lancet, 2016, 387 (10034): 2236—2249.

[159] Erin S, Jean—Frédérie L, Natalie C, et al. Innovative and diverse strategies toward primary health care reform: lesson learned from Canadian experience [J]. The Journal of the American Board of Family Medicine March, 2012, 25 (S1): 27—33.

[160] Starfield B, Shi L Y, Macinko J. Contribution of primary care to health systems and health [J]. Milbank Q, 2005, 83 (3): 457—502.

[161] Lam J, Collins R A. Effective primary health care is essential for a high-quality equitable, and cost-effective health care system [J]. Hong Kong Medical Journal, 2011, 17 (3) : 3.

[162] Green S, Leopando Z, Clearihan L. The trend of hospitalization insurance [J]. WONCA Asia Pacific Journal of Family Medicine, 1995, 6: 8—11.

[163] Yip W, Hsiao W, Meng Q, Chen W, et al. Realignment of incentives for health-care providers in China [J]. The Lancet, 2010, 375 (27):

1120—1130.

［164］ Sherman F. The Economics of health and health care ［M］. 3th ed. London: Upper Saddle River, 2000.

［165］ Roland M, Guthrie B, Thome D C. Primary medical care in the United Kingdom ［J］. The Journal of the American Board of Family Medicine, 2012, 25 (1): 6—11.

［166］ Department of Health Care. The pharmaceutical price regulation scheme: 12th report to parliament ［EB/OL］. ［2023－4－30］. https://www. gov. uk/government/uploads/system/uploads/attachment ＿ data/file/300301/ PPRS ＿ Twelfth ＿ Report ＿ to ＿ Parliament ＿ －Final.

［167］ The New York Times. Deadline missed, congress is still optimistic on prescription bill ［N］. 2002－10－18, OECD Health Data 2002, Paris.

［168］ Bloor K, Maynard A. Universal coverage and cost control: The United Kingdom national health service ［J］ //handbook of international health care sy stem s. New York: Marcel Dekker, 2002.

［169］ Brimelow A. The changing health service-BBC News ［EB/OL］. ［2023－4－30］. http://www. bbc. com/news/health－21849706.

［170］ McPake B, Normand C, Smith S, et al. Health economics: An international perspective ［M］. London: Routlege, 2020.

［171］ Dourgnon P, Naiditch M. The preferred doctor scheme: A political reading of a French experiment of gate-keeping ［J］. Health Policy, 2010, 94 (2): 129—134.

［172］ Maimuna S M, Kennerh D M. Early in the epidemic impact of preprints on global discourse about COVID-19 transmissibility ［J］. The Lancet, 2020 (815): 627—630.

［173］ Hainers A, De Barros E F, Berlin A, et al. National UK programme of community health workers for COVID-19 response ［J］. The Lancet, 2020.

附录一 各国疾病死因构成比分布^①

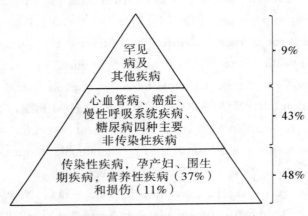

附图 1-1　柬埔寨疾病死因构成比分布

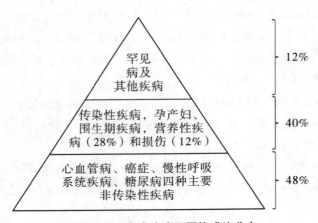

附图 1-2　印度疾病死因构成比分布

---

① 资料来源：《世界卫生组织 2014 年全球非传染性疾病现状报告》。

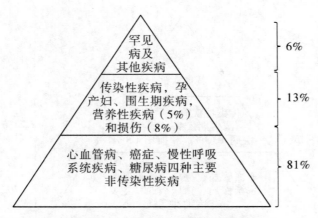

附图 1-3　中国疾病死因构成比分布

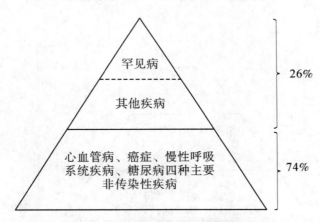

附图 1-4　塞浦路斯疾病死因构成比分布

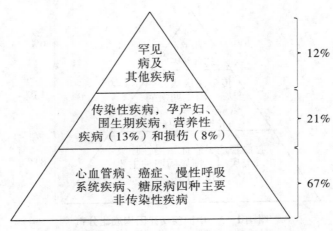

附图1-5　日本疾病死因构成比分布

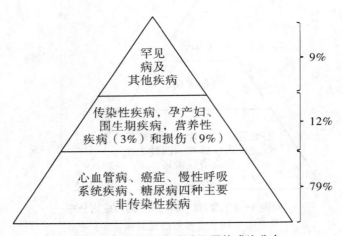

附图1-6　白俄罗斯疾病死因构成比分布

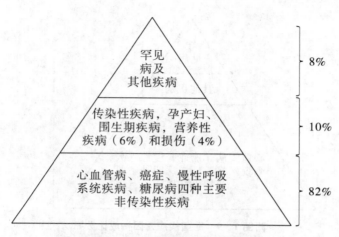

附图 1-7 希腊疾病死因构成比分布

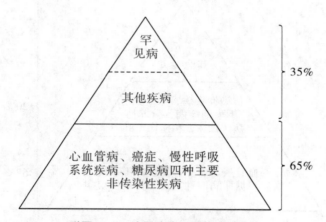

附图 1-8 法国疾病死因构成比分布

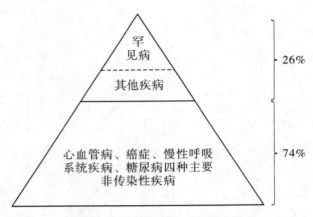

附图 1-9 德国疾病死因构成比分布

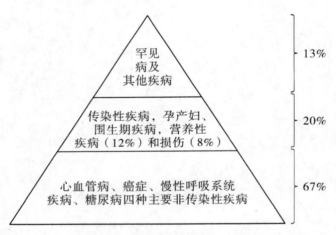

附图 1-10 斐济疾病死因构成比分布

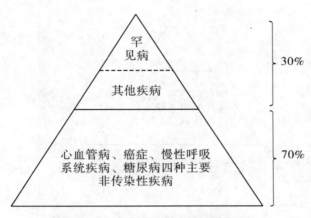

附图 1-11　澳大利亚疾病死因构成比分布

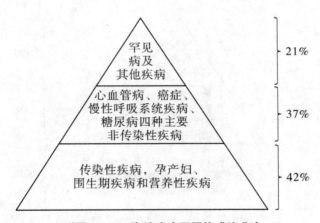

附图 1-12　海地疾病死因构成比分布

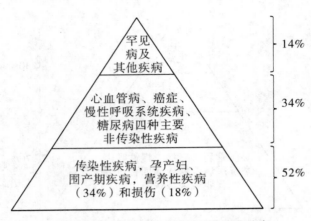

附图 1—13　危地马拉疾病死因构成比分布

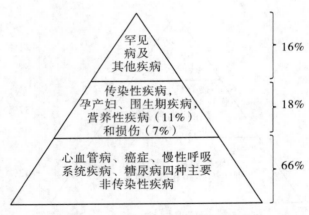

附图 1—14　阿根廷疾病死因构成比分布

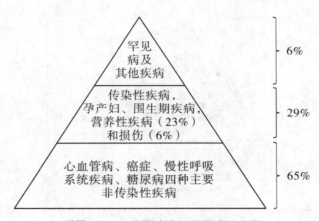

附图1－15　美国疾病死因构成比分布

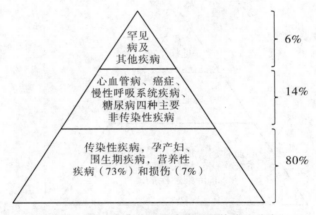

附图1－16　中非共和国疾病死因构成比分布

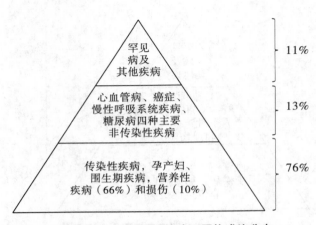

附图 1-17　尼日利亚疾病死因构成比分布

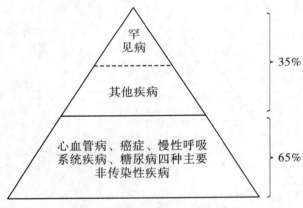

附图 1-18　埃及疾病死因构成比分布

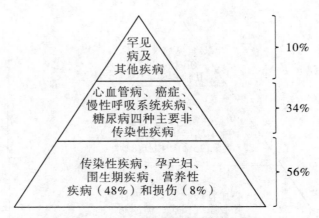

附图 1-19 南非疾病死因构成比分布

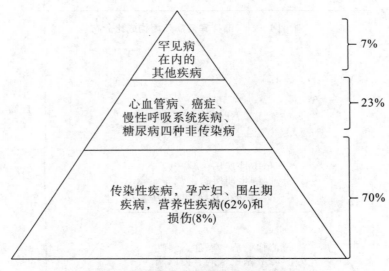

附图 1-20 津巴布韦疾病死因构成比分布

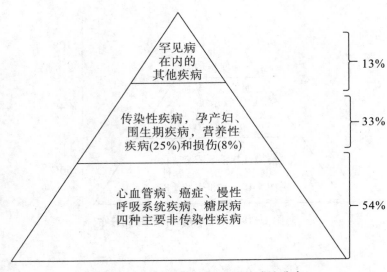

附图 1-21　菲律宾疾病死因构成比分布

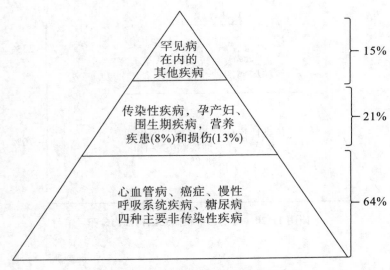

附图 1-22　韩国疾病死因构成比分布

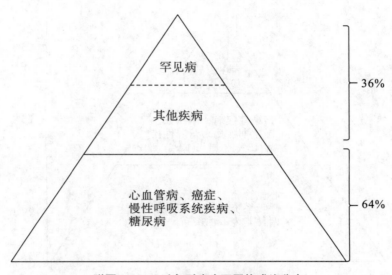

附图1-23　以色列疾病死因构成比分布

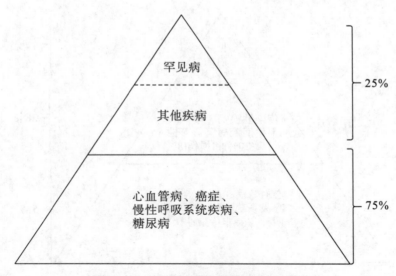

附图1-24　意大利疾病死因构成比分布

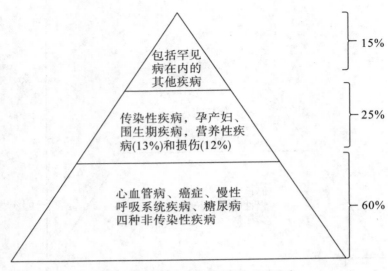

附图 1-25　巴西疾病死因构成比分布

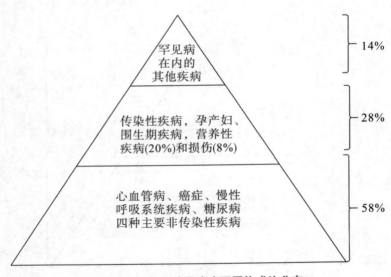

附图 1-26　巴哈马疾病死因构成比分布

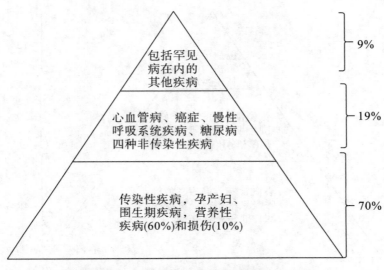

附图1-27 埃塞俄比亚疾病死因构成比分布

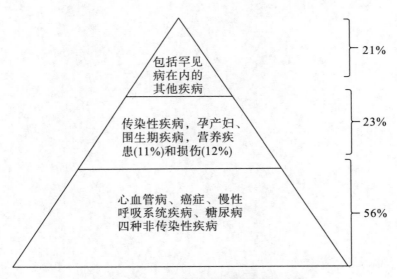

附图1-28 墨西哥疾病死因构成比分布

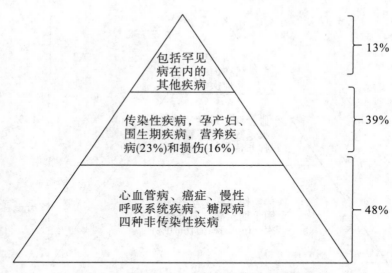

附图 1-29　洪都拉斯疾病死因构成比分布

附录二 同一病种在疾病自然史 不同阶段的发病分布

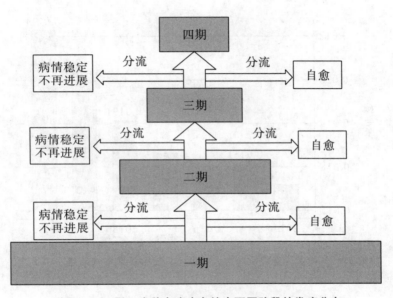

附图 2-1　同一病种在疾病自然史不同阶段的发病分布

附录三　中国农村医疗资源区域分布均等化情况①

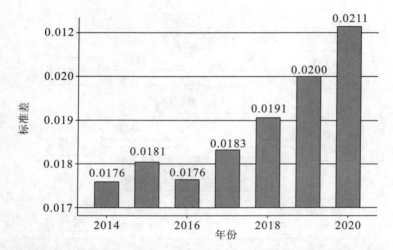

附图 3-1　各省、直辖市农村人均卫生人员数标准差（2014—2020 年）

---

　　①　资料来源：根据 2014—2020 年《中国卫生健康统计年鉴》《中国农村统计年鉴》中国各省、直辖市（不包括中国香港、澳门、台湾地区）相关数据计算农村人口医疗资源人均占有量。

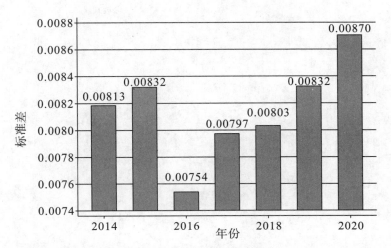

附图3-2 各省、直辖市农村人均床位数标准差（2014—2020年）

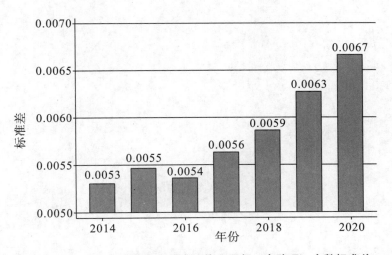

附图3-3 各省、直辖市农村人均执业医师（含助理）人数标准差